이상한 의학사

이상한 의학사

이재담의 에피소드 의학사 ❸

누구도 이야기하지 않은
의학사의 비밀들

이재담

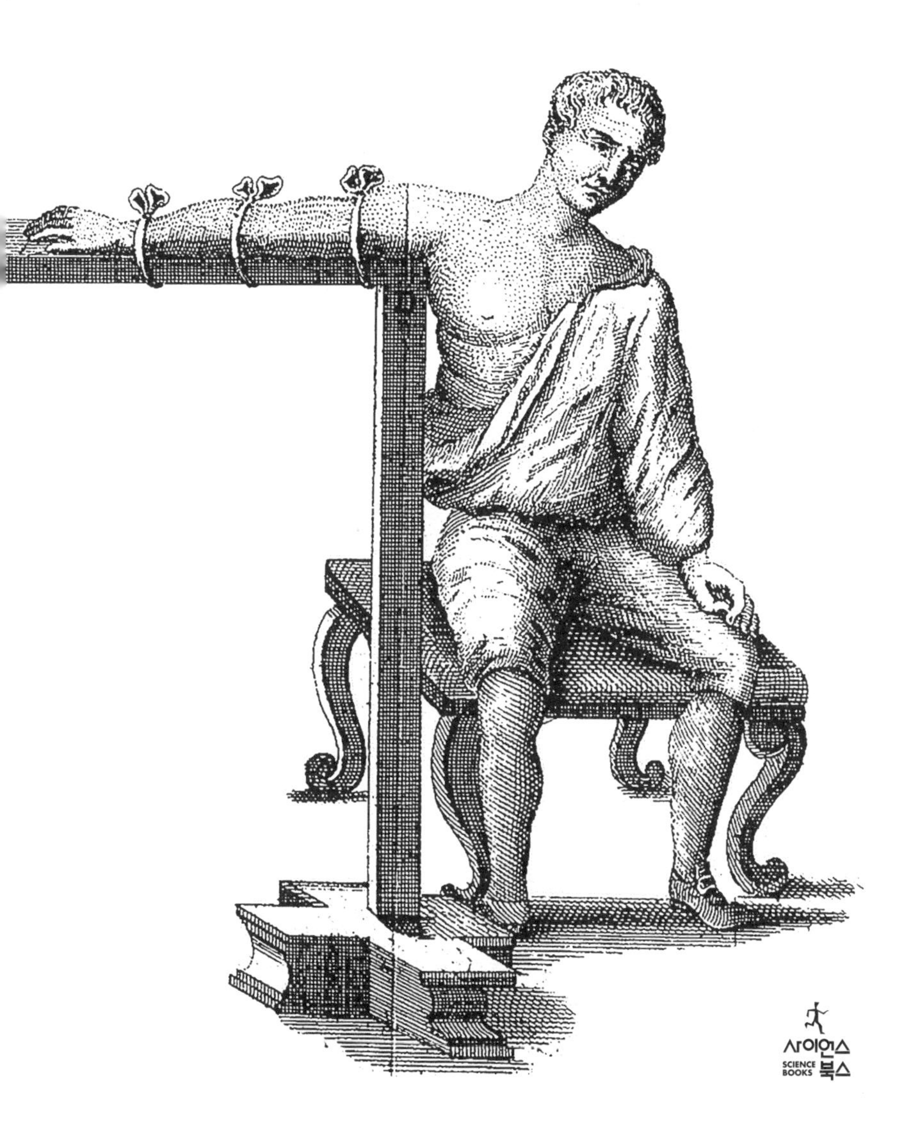

사이언스 북스
SCIENCE BOOKS

위대한 의학 연구자들과

그들과 함께 의학 발전에 기여했던 모든 환자들께 바칩니다.

위대한 의사가 위대한 장군보다

더 많은 사람을 죽인다.

— 고트프리트 라이프니츠

머리말

"역사는 진보를 위한 과거와 현재 간의 끊임없는 대화"라는 에드워드 핼릿 카(Edward Hallett Carr, 1892~1982년)의 말처럼 우리는 역사를 통해 과거의 성공과 실패를 거울삼아 시행 착오를 줄이는 통찰력을 키울 수 있다. 의학사 연구자들은 역사가 의사가 되는 데에는 크게 중요하지 않을지라도, '좋은' 의사가 되기 위해서는 꼭 필요한 분야라고 말한다. 의사 국가 시험에는 질병에 대한 지식이 중요하지만, 좋은 의사가 되려면 인간에 대한 이해와 스스로 생각하는 능력, 즉 기존 지식이나 관습에 대한 비판적인 시각을 키우는 것이 필요하다는 말이다.

의학 교육자들은 예전부터 이러한 점을 잘 알고 있었다. 1909년 미국 의과 대학 협회(Association of American Medical Colleges, AAMC) 회장이던 엘리 헤르 롱(Eli Herr Long, 1860~1949년)은 "현재의 미국 의학 교육에서 가장 부족한 점은 학생들이 스스로 생각하고 판단하는 능력을 가지도록 하는 데 실패했다는 것이다."라면서 의학 교육이 "백과사전적 지식만을 가진 졸업생보다는 스스로 생각할 줄 아는, 분별력을 갖춘 졸업생을 만들어야 한다."라고 강조했다. 즉 한 세기 이상 전 미국 의학 교육의 목표는 '의학 지식과 함께 환자의 의학적 및 정서적 상태를 충분히 이해하는, 생각하는 의사'를 길러 내는 것이었다고 할 수 있다.

이런 경향은 현재에도 여전히 유효하다. 지난 세기 과학 지식이 엄청나게 증가했고, 혁명적인 학설과 다양한 치료법이 발전하면서 교과목이 양적으로 팽창했으며, 넘쳐나는 지식을 따라잡기 위한 기계적 암기가 강조되다 보니 자연히 인간에 대한 관심이 저하되는 경향이 나타나고 있다. 즉 숙달해야 하는 기술적 부분이 너무 많아져서 학생들이 질병의 사회적, 정신적 양상을 배우고 개념화할 시간이 절대적으로 부족해진 것이다.

많은 문명에서 의사 양성이 도제식 교육으로 이루어져 왔고 의료의 특성상 의사가 환자의 생명을 담보로 전통적 관습에 반하는 새로운 치료를 시행하기가 어려운 점도 후배 의사들이 선배의 경험적 의학을 맹목적으로 답습하게 하는 요인 중 하나였다. 이러한 전통은 멀리는 점성술이나 주문에 의존하던 고대 의학부터 가까이는 과학적인 현대 의학에 이르기까지 끊임없이 이어지고 있다. 20세기 들어 최초로 현대적인 내과학 교과서를 집필한 의사이며 의학 교육자였던 캐나다의 윌리엄 오슬러(William Osler, 1849~1919년)는 "우리 의사들은 언제나 단순하고 남을 쉽게 믿는 인종이다! 우리는 갈레노스를 1,500년 동안, 그리고 히포크라테스를 2,000년 이상 맹목적으로 믿지 않았던가?" 라는 한탄으로 의사들이 보수적이며 비판적 사고에 익숙하지 않은 집단임을 나타내고 있다.

의학의 역사를 되돌아보면 지난 수천 년 동안 인류가 얼마나 많은 시행 착오를 범해 왔는지 놀라지 않을 수가 없다. 데이비드 우튼(David Wootton, 1952년~)은 『의학의 진실(*Bad Medicine*)』에서 히포크라테스(Hippocrates, 기원전 460~370년) 이래의 무익한 치료가 1865년까지 계속되었다며 이 시점까지는 의사들이 환자에게 도움을 주기는커녕 해악을 끼쳤을 뿐이었다고 주장했다. 의사들이 히포크라테스와 클라우디우스 갈레노스(Claudius Galenus, 130~210년)가 수천 년 전에 정해 놓은 지침에 따라 툭하면 피를 뽑아 댔기에 많은 환자가 피해를 보았다는 것이다. 그는 그 이유로 의사들이 자연 치유를 치료로 가장하고 위약(placebo) 효과를 치료로 생각했으며, 질병이 아닌 환자만을 보는 의사의 경향과 전통에 순응하며 문화 및 통계적 검증에 보이는 저항을 들었다. 즉 의사들이 과거의 지식이나 관습적 치료를 비판적으로 평가하는 능력이 부족했기 때문이라는 것이다.

현대 의학은 이러한 수구적 전통에도 불구하고 질병으로 고통받는 환자를 위해 더 좋은 치료법을 애써 추구했던 몇몇 선구자의 노력과 업적이 쌓이며 오늘날과 같은 모습으로 발전할 수 있었다. 미국의 의사학자 리처드 슈라이옥(Richard Shryock, 1893~1972년)은 『근대 의학의 발전(*The Development of Modern Medicine*)』에서 의학이 과학이 되기 위해서는 첫째 국소 병리학이 발전해야 하고, 둘째로는 약물을 성분으로 정제해 사용해야 하며, 세 번째로 임상 통계학을 도입해 치료법을 검증해야 했다며 이 세 가지 조건을 만족하는 최초의 시기가 19세기 초 프랑스의 병원 의학이었다고 주장하고 있다. 르네상스 이후 의학은 인체 구조를 해명하고, 각 장기가 어떤 기능을 하는지를 파악하고, 기능이 장애를 입었을 때 구조에 어떤 변화가 오는가를 밝힘으로써 발전해 왔는데, 각각의 학문, 즉 해부학, 생리학, 병리 해부학이 확립되면서 근대적 질병의 개념이 생겨났고 이를 근거로 진단술이 발전했다는 것이다.

19세기 중반에 이르면 의사들이 이제까지의 관습적인 치료가 효과가 없고 오히려 환자에게 해악을 끼칠 수도 있겠다는 생각을 어렴풋이 가지게 된다. 당시의 선구적인 의사들은 질병을 분류하고 진단하는 데까지는 이르렀으나 새로운 치료 방법을 찾지 못하는 '치료 허무주의'에 빠져 있었다. 이즈음 돌파구를 연 것이 루이 파스퇴르(Louis Pasteur, 1822~1895년) 등이 발전시킨 미생물학이었다. 앞서 우튼이 1865년이라는 연도를 특정한 것은 그 해에 조지프 리스터(Joseph Lister, 1827~1912년)가 세균이 수술 상처에 들어가지 못하게 예방하는 방법을 고안해 마차 바퀴에 치인 소년의 다리를 절단하지 않고 수술하는 데 성공했기 때문이다. 그 후 이미 세균에 감염된 상태를 회복시키는 방법들로 항독소를 이용한 혈청 요법이 개발되고 살바르산(salvarsan), 설파제(sulfa drugs), 페니실린(penicillin)에 이르는 화학 요법이 발전함으로써 드디어 의사들이 질병의 원인을 알고 그에 대처하는 방법을 개발해 환자를 고치기 시작했던 것이다.

나는 이러한 과정, 즉 올바른 지식이 없는 상태로 환자를 진료하며 무수한 희생자를 만들어 내던 시대로부터 환자를 고치지는 못했지만 무슨 이유로 아픈지는 알아 갔던 의학자들의 시대, 그리고 마침내 질병의 원인을 밝혀내고 그 원인을 해결하는 선구자들의 시대까지 쉽고 재미있게 다루려고 노력했다. 당초에는 의학사의 뒷이야기들을 재미있게 소개하는 데 중점을 두었으나, (약간은 재미가 덜할 법도 하지만) 정통적인 의학사도 쉽게 풀어서 설명하고 독자가 읽다 보면 자연스럽게 의학사의 흐름을 이해하는 그러한 대중적인 저술이 되었으면 하는 바람에서 이미 널리 알려진 이야기도 다루게 되었다.

이 책에 실린 짤막한 글들은 20여 년 전부터 신문이나 잡지, 방송 등 다양한 매체에 발표했던 것이라 형식이나 내용 면에서 일관성이 없어 보이는 점이 마음에 걸리지만, 출판사의 조언으로 의학 발전에 공헌한 위대한 연구자들 이야기, 그에 대조되는 특이한 환자나 엉터리 의사들 이야기, 그리고 황당한 민간 요법이나 전 세계적인 의료 재앙 등을 각각 따로 묶어 내게 되었다.

각각의 에세이들의 출처는 단행본에서 발췌 번역한 경우가 있는가 하면, 논문을 축약해 옮긴 경우도 있고, 저자의 책에서 일부를 따서 옮긴 경우도 있으며, 외국 신문이나 의학 저널에서 발췌한 경우 등등 다양하다. 실은 2005년에 100여 개의 에세이를 모아 『간추린 의학의 역사』라는 단행본을 출판한 바 있는데 이번에는 기존 글에 더 많은 에피소드를 더하면서 정확한 근거를 밝히는 작업을 병행했다.

그 과정에서 간혹 전작의 오류를 수정한 부분도 있는데, 저자가 왕년에 잠시 방문했던 하버드 의과 대학 카운트웨이 도서관에서 복사해 온 옛 영문 서적을 주로 참고했기에 자료나 그 정확성에 제한이 있었던 것 같다. 이번에는 아마존이나 구글, 위키피디아 같은 인터넷 검색 기능의 발달로 여러 관련 논문과 자료를 비교할 수 있어 작업에 큰 도움이 되었음을 밝혀 두고 싶다.

요즘에는 과거와는 비교할 수도 없는 엄청난 양의 의학 정보가 매일 쏟아지고 있기에 인터넷에서 일반인들이 필요한 의학 논문을 찾아보는 일도 그리 어렵지 않다. 그러나 대량의 정보 중에는 진실된 것과 그렇지 않은 것들이 뒤섞여 있어 전문가라고 하더라도 판단이 애매할 때가 있다. 하물며 전문 의학 지식을 갖추지 않은 일반인에게 그 판단은 더욱 어려울 수밖에 없다. 이 정보들을 이해하고 정확하게 판단하며 올바른 방향을 찾아 나아가기 위한 통찰력이 보통 사람에게도 필요한 시대가 된 것이다.

그런 면에서 의학사는 의학이 발전하는 과정에서 일어났던 사례를 돌아보는 기회를 제공해 사람들이 그 흐름 속에서 자신에게 현재 또는 앞으로 필요한 정보를 선별하는 힘을 기르게 하는 학문이다. 그런데 역사는 역사가가 기록한 것이므로 역사가의 생각 또는 역사가가 살았던 시대의 가치관을 내포할 수밖에 없다. 역사를 해석하기 위해서는 이러한 배경을 염두에 두고 역사가의 기록을 객관적으로 이해해야 하는데 여기에 필요한 것이 바로 (100년 이상 전에 윌리엄 오슬러나 미국 의과 대학 협회장이 강조했던) 자신의 건전한 가치관에 바탕을 두고 학설이나 자료를 다양한 관점에서 균형 있게 해석하는 비판적 시각이라고 하겠다. 모쪼록 이 책이 독자 여러분께 의학에 대한 비판적인 시각을 양성하고 의학 전반에 관한 통찰력을 얻는 데 조금이나마 도움이 되었으면 좋겠다.

'무서운', '위대한', '이상한'이라는 3개의 키워드를 통해 의학의 역사에 입체적으로 접근해 보는 3부작의 마지막 책인 『이상한 의학사』의 주인공은 (지금은 대수롭지 않게 이겨낼 수 있지만) 수백 년 전에는 사람의 목숨을 좌지우지했던 질병, 미신과 마법과 무지가 낳은 기상천외한 약과 의료 행위, 자신만의 신념을 지켰던 괴짜 의사들이다. 현대인의 눈에는 황당무계하게만 보이는 실수와 목숨을 건 실험들이 결국에는 의학의 발전으로 이어지는 길이었음을, 이 책을 통해 확인할 수 있을 것이다.

끝으로 이 책을 출판할 수 있게 도와주신 (주)사이언스북스 식구들에게 감사드린다. 또 이 원고를 쓰는 계기를 마련해 주셨던 조선일보, 문화일보, 아산 재단, KBS, MBC 방송국의 관계자 여러분과 동료 교수들, 그리고 사랑하는 아내와 두 딸에게 감사의 뜻을 표하는 바이다.

2020년 여름을 앞두고

풍납동 연구실에서

이재담

차례

3부 이상한 의사

4부

이상한 의료

이재담의 에피소드 의학사 ❶

1권 무서운 의학사

1부 무서운 병
2부 무서운 사람들
3부 무서운 의사
4부 무서운 의료

이재담의 에피소드 의학사 ❷

2권 위대한 의학사

1부 위대한 약
2부 위대한 사람들
3부 위대한 의사
4부 위대한 의료

1부 이상한 병

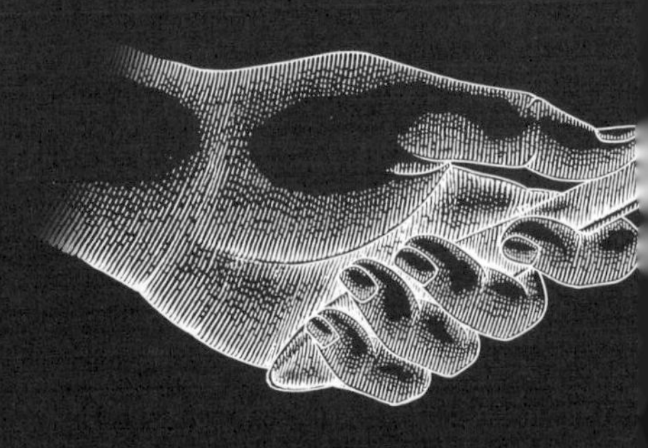

누가 마지막까지 환자 곁을 지킬지의 여부는 의사의 교육 과정, 출신 성분, 사회적 지위와는 무관했다. 17세기 영국에서 페스트가 유행했을 때는 귀족 출신이거나 신분이 높은 의사 및 영국 국교도 목사가 대거 런던을 떠났지만, 신분이 낮은 약제사와 비국교도 성직자들은 어려운 사람을 찾아 봉사하며 자리를 지켰다. —「빨리 떠나, 멀리 가서, 늦게 돌아오라」에서

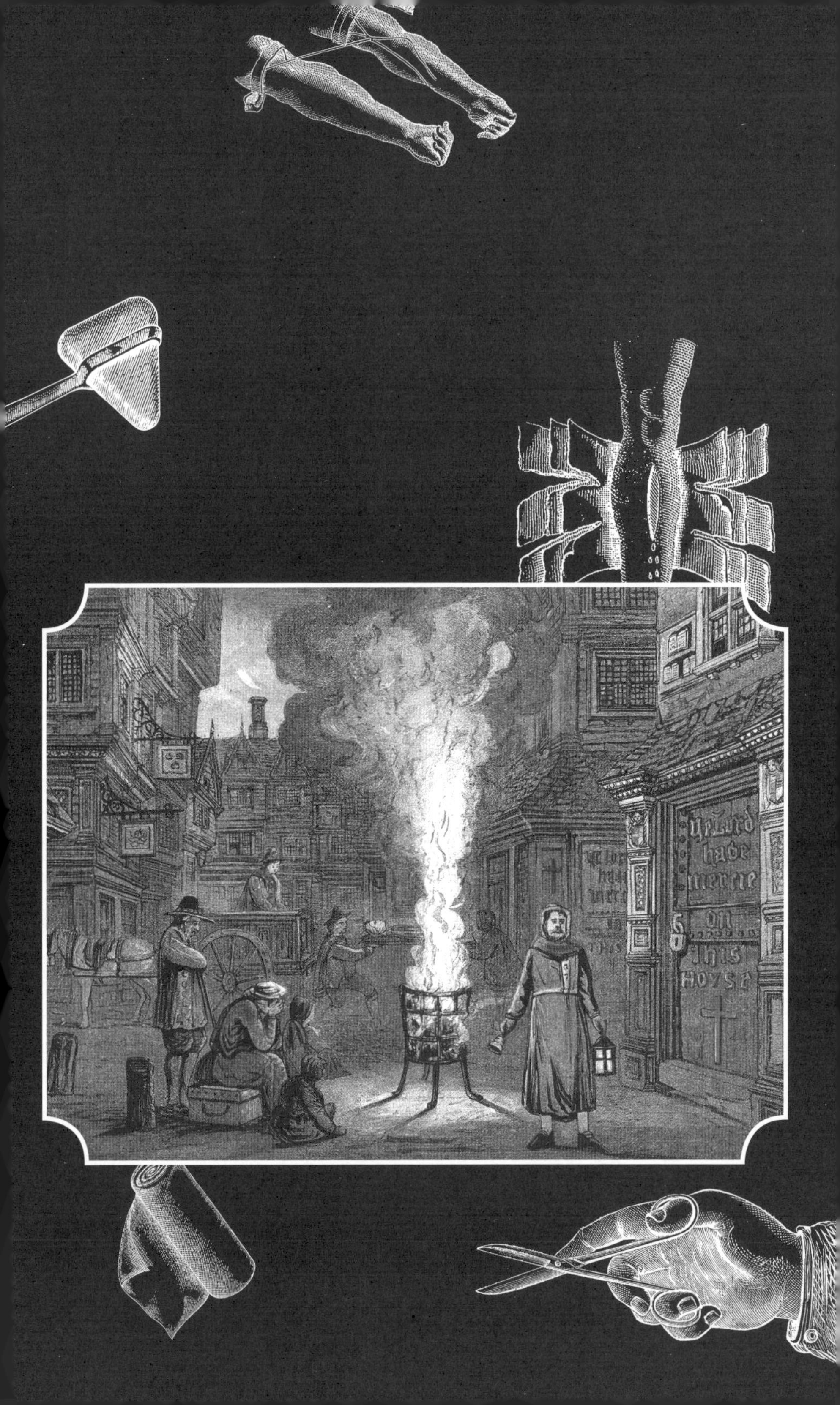
Ye Lord
haue
mercie
on
this
HOVSE

1장

왕의 병, 병의 왕

통풍 ❶

통풍은 고대부터 기록되어 온 병으로, 가장 오래된 문헌은 엄지발가락에 생긴 관절염을 보고한 기원전 2600년의 이집트까지 거슬러 올라간다. 기원전 400년경에 활약했던 히포크라테스도 이 병을 언급했다. 그는 의학적 격언을 모은 저술에서 통풍이 환관이나 폐경 전 여성에서는 볼 수 없는 병이라고 말하고 있다. 초기 로마의 의사였던 클라우디우스 갈레노스는 이 병이 체액의 불균형으로 생긴다는 견해를 남겼다.

로마의 의학 저술가 아울루스 코르넬리우스 켈수스(Aulus Cornelius Celsus, 기원전 25~기원후 50년)는 이 병이 알코올, 콩팥 병과 관련 있고 여성은 늦은 연령대에 발생한다고 기술했다. 15~16세기에는 과식과 음주가 이 병에 영향을 준다고 알려져 '부자의 병'이라는 인식이 생겼는데, 과체중이었던 영국 왕 헨리 8세(Henry VIII, 1491~1547년)가 이 병을 앓았던 시기에는 '왕의 병'이라는 별명을 얻기도 했다. 한편 산업 혁명과 식민지 무역으로 부유해진 18세기 유럽 상류층을 중심으로 과식이 많아지면서 통풍이 급격히 증가하자 '병의 왕'이라고 불리기도 했다.

'영국의 히포크라테스'라 불리는 17세기의 의사 토머스 시드넘(Thomas Sydenham, 1624~1689년)은 각종 질병의 증상과 특징을 관찰해 기록하고 공통된 특징을 가지는 질병을 과학적으로 분류해 근대적 질병 진단에 크게 기여했는데, 1683년 통풍 발작을 기록한 문서는 특히 유명하다. 이 병에 대한 그의 생생한 묘사는 바로 자신이 통풍 환자였던 덕분이었다. 아래 글을 보면 통풍 발작이 무엇이고 얼마나 아픈지 잘 알 수 있다.

> 통풍 환자는 대개 노인이거나 젊은 시절의 방탕으로 신체에 무리가 쌓였던 겉늙은 남자일 경우가 많다. 환자는 건강한 상태로 잠자리에 들지만, 새벽 2시쯤 엄지발가락의 심한 통증으로 깨어난다. 통증은 마치 관절이 빠졌을 때의 그것과 비슷하며, 마치 찬물이 끼얹어지는 느낌 같기도 하다. 그 뒤를 이어 오한과 전율이 일어나고 열도 있을 수 있다. 밤새 고문을 당하고, 잠도 못 자고, 아픈 부분을 뒤척이며 끊임없이 자세를 바꾼다.

특별한 치료법이 없었던 과거에 환자는 평생을 고통 속에서 살 수밖에 없었는데 몇몇 사람은 이 병이 과식과 방종한 생활 방식으

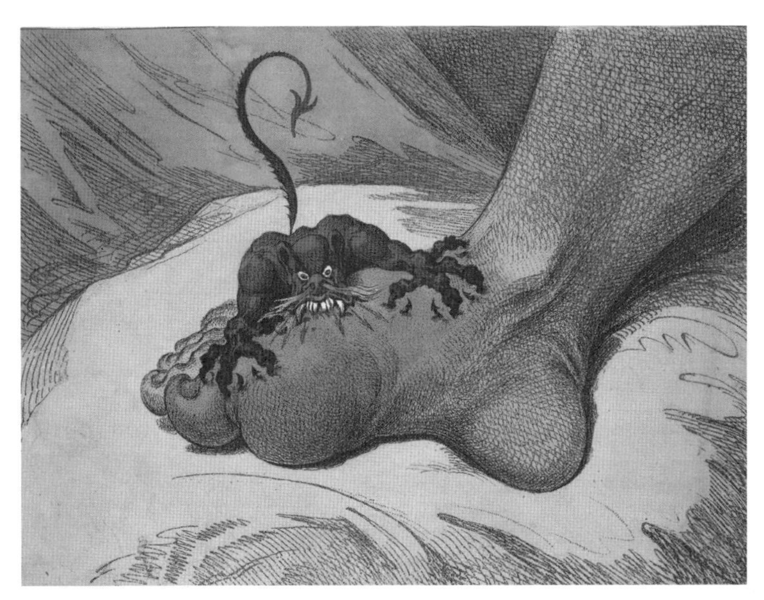

18세기 영국 화가 제임스 길레이(James Gillray)가 그린 풍자화 「통풍(The Gout)」.

로 받는 천벌이라고 생각하기도 했다.

이 병의 원인이 되는 요산(uric acid) 결정은 1679년에 네덜란드의 안톤 판 레이우엔훅(Antonie van Leeuwenhoek, 1632~1723년)이 처음 현미경으로 관찰했다. 1776년에 스웨덴의 약사 칼 셸레(Carl Scheele, 1742~1786년)가 통풍 환자의 소변과 콩팥 결석에서 유기산을 발견했고, 1797년에는 영국의 윌리엄 울러스턴(William Wollaston, 1766~1828년)이 통풍 결절에 결석산(cystic oxide)이 포함되어 있다고 주장했다. 이듬해인 1798년에 프랑스의 화학자 앙투안프랑수아 푸르크루아(Antoine-François Fourcroy, 1755~1809년)는 이 결석산을 요산으로 명명했다. 1848년에는 영국의 아치볼드 개로드(Archibald Garrod, 1857~1936년)가 혈중에 너무 많이 존재하는 요산이 통풍의 원인이라고 주장한다. 그는 1876년에 통풍이 관절 속이나 주위에 요산소듐(monosodium urate)이 침착되어서 생긴다고 추론했는데 이는 1962년에 증명되었다.

통풍 환자로 유명했던 인물 중에는 중세 이탈리아의 거상 피에로 디 코시모 데 메디치(Piero di Cosimo de' Medici, 1416~1469년), 혈액 순환을 발견한 영국의 윌리엄 하비(William Harvey, 1578~1657년), 헨리 8세, 만유인력의 법칙을 발견한 아이작 뉴턴(Isaac Newton, 1643~1727년), 철학자 임마누엘 칸트(Immanuel Kant, 1724~1804년), 토머스 제퍼슨(Thomas Jefferson, 1743~1826년)과 벤저민 프랭클린(Benjamin Franklin, 1706~1790년) 등이 있다. 이들은 모두 상류층으로 최소한 중년 이후에는 부유한 삶을 살았는데, 이것만 보더라도 통풍이 비만이나 과식과 관련이 있음을 간접적으로 알 수 있다.

나중에 신성 로마 제국의 샤를 5세 황제를 겸하게 되는 스페인의 카를로스 1세(Carlos I, 1500~1558년) 역시 육류를 즐기고 와인을 많이 마셨는데 통풍으로 인한 관절염으로 평생을 고생했다. 통풍이 점점 심해져 전쟁터에서 군대를 지휘하지 못할 지경이 되자, 왕이라 하더라도 아들에게 왕관을 물려주고 수도원으로 은퇴할 수밖에 없었다. 그는 결국 수도원에서 말라리아로 사망했다.

헨리 8세는 초상화 속에서도 고기를 집어 들고 있거나 와인을 한 손에 들고 있는 장면이 많은데 장어 요리를 특히 좋아했다고 한다. 유럽 최초의 신사라고 불렸던 영국 왕 조지 4세(George IV, 1762~1830

년)도 통풍 환자였다. 그 역시 와인과 맛난 음식을 사랑하는 대식가였는데 나폴레옹과 러시아 로마노프 왕조에서 일했던 당대 최고의 요리사 마리앙투안 카렘(Marie-Antoine Carême, 1784~1833년)을 특별히 초빙해 식탁을 즐겼다. 그는 52세에 허리둘레가 127센티미터였고 죽었을 때 몸무게가 140킬로그램에 달했다.

미국 건국의 아버지 중 한 명인 벤저민 프랭클린은 통풍 때문에 미국 독립 선언문을 만드는 회합에 종종 결석했다. 대식가이며 와인을 좋아했던 그는 1870년에 환자의 입장에서 『프랭클린과 통풍의 대화(*Dialogue Between Franklin and the Gout*)』라는 책을 쓰기도 했다.

통풍 환자는 90~95퍼센트가 남성으로 폐경 전 여성에게는 보기 힘들다. 최초의 발작은 남자는 50대, 여성은 60대에 일어나는 것이 보통인데 치료가 없으면 절반 정도가 최초 발작으로부터 10년 정도 지나 통풍 결절이 생긴다. 주로 엄지발가락이나 귀의 연골 부위에 잘 생기는데 이 결절에 급성 염증 반응이 일어나는 것을 '통풍 발작'이라고 한다.

환자를 가장 괴롭히는 증상인 통풍 발작은 발적, 종창, 열감, 격심한 통증이 나타나는 염증성 관절염의 일종이다. 그 자체로는 해롭지 않은 혈액 속 요산이 어떤 원인 때문에 모세 혈관 밖으로 새어 나와 조직 속에 쌓여 결정을 만들 때가 있다. 이 요산소듐 결정이 염증 반응을 촉발해 발작이 일어나는 것이다. 현미경 관찰 시 환자의 관절 속이나 주위 조직에서 이 결정이 발견되면 확정 진단이 가능하다.

요산이 문제임은 틀림이 없지만, 혈중 요산의 농도와 통풍 발작 사이에 직접적 상관 관계는 없다. 혈중 요산 농도에 영향을 주는 가장 중요한 요소는 음식물에 포함된 단백질의 양과 과체중인데 유전적인 요소도 일부 관련된다고 알려져 있다. 그러나 아직 발작의 직접 원인은 미궁 속에 있으며, 왜 발이나 무릎 관절에 주로 나타나는지 등도 밝혀지지 않고 있다. 그 밖에 요산과 관련된 증상으로는 콩팥 결석이 있는데 요산으로 된 결석은 전체 콩팥 결석의 5퍼센트도 되지 않지만, 통풍의 경우에는 결석의 80퍼센트가 요산 결석이라고 한다.

통풍의 치료는 통증을 완화하는 처치와 혈중 요산 농도를 낮추는 처치 두 가지로 크게 나눌 수 있다. 통증 완화 약물로 가장 오래된 것은 19세기 초부터 쓴 콜히친(colchicine)이지만, 20세기 이후에는 비스테로이드계 소염제를 쓰기 시작했고 그 밖에도 요산 배출을 증가시키거나 생산을 저해하는 다양한 약이 개발되었다. 그래서 이제 통풍은 때때로 발작을 일으키기는 하지만 조절이 가능한 만성병이라고 할 수 있다.[1)]

2장

역병이 몰고 온 바람

중세 페스트의 사회학

1347년부터 1350년까지 유행한 페스트는 유럽에서만 2000만 명에서 3500만 명의 희생자를 낳은 것으로 추정된다. 이 대대적인 유행은 영주를 포함하는 귀족과 성직자 계급이 지배하던 중세 유럽의 봉건 제도를 뿌리째 뒤흔들었는데, 사회 질서뿐만 아니라 경제의 흐름이나 개인의 가치관에도 광범위하고 엄청난 충격을 주었다.

페스트로 가장 심대한 타격을 받은 것은 교회의 권위였다. 병이 돌자마자 추기경이나 주교와 같은 고위 성직자가 앞다투어 도망치는 모습을 목격한 사람들은 더는 교회를 존경하지 않았고, 많은 성직자가 병으로 사망한 것도 교회의 쇠락을 부채질했다. 죽은 이의 자리를 메우기 위해 자질이 부족한 성직자가 대거 등장하자 교회의 평판은 더욱 추락했다. 또 기도나 고행이 병 예방이나 치료에 전혀 효과가 없음을 알게 된 사람들은 역병이 죄지은 인간에게 내려진 신벌이라는 교회의 가르침에도 회의를 품게 되었다. 결국 이 시기에 민중의 마음 속에 쌓였던 실망감이 후일 종교 개혁의 토양이 되었다고 해도 과언이 아니다.

중세 장원 경제를 떠받쳐 왔던 농노제 또한 유명무실해졌다. 역병으로 도시 인구가 거의 절반으로 줄고 노동력이 귀해져 임금이 오르자 농민들은 도시로 이주했다. 그 결과 지주들이 농업 노동자의 권리를 인정할 수밖에 없는 상황이 조성되어 농촌에서 농노가 없어지고 소작농이나 자작농이 생겨났다. 이는 오랜 기간 서양 사회의 근간을 이루던 봉건 제도의 종언을 예고하는 주목할 만한 현상이었다.

산업의 양상도 달라졌다. 노동력 부족으로 비교적 손이 덜 가는 포도를 재배하는 농가가 늘어나 포도주, 즉 오늘날의 와인 산업이 발전하는 계기가 되었고, 투입된 노동에 비해 상대적으로 높은 소득을 기대할 수 있는 목축업이 새로이 각광받게 되었다.

직업으로 보면, 페스트 대유행에서 최후의 승리자는 (언제나 그렇듯) 변호사였다. 의사들이 페스트와의 싸움에 속수무책으로 패퇴하면서 직업적 신용은 물론 목숨까지 잃었던 것과는 달리, 변호사들은 페스트가 지나간 뒤 죽은 사람의 재산을 어떻게 분배할 것인가를 놓고 벌어진 송사에 개입해 많은 돈을 벌었다.

일반 가정의 가족 구성에도 변화가 있어 중산층에서 과부가 많아졌다. 여성보다 집 밖에 있는 시간이 길었던 남성들이 감염에 쉽게 노출되었기 때문이었다. 이처럼 페스트로 유산을 상속받아 자산을 소유한 여성이 늘어나자 이들의 발언권과 자율성이 커졌다. 페스트 유행은 지역 사회에서 여성의 지위를 향상시키는 데 기여하기도 한 셈이었다.

20세기 최대의 재앙이었던 1918년의 스페인 독감으로도 유럽에서 2000만 명가량이 죽었지만, 중세 페스트를 역병의 으뜸으로 꼽는 이유는 총인구 대비 사망자 비율이 가장 컸기 때문이다. 3명에 1명꼴로 사망자를 낸 중세 유럽이 인구를 회복하는 데는 200년이라는 긴 시간이 필요했다. 그러나 이 엄청난 불행은 역설적으로, 여성과 농노의 인권 신장, 종교 개혁의 가속화, 와인 재배업과 목축 및 낙농업의 발전 등 낡은 패러다임을 혁명적으로 바꾸는 힘으로 작용했다. 페스트는 암흑기라고 불리던 중세의 종말을 앞당긴 역사적 사건이기도 했던 것이다.

3장

빨리 떠나, 멀리 가서, 늦게 돌아오라

전염병과 의료 윤리

"자신이 병으로 죽을지도 모르는데 전염병 환자를 끝까지 돌보아야 하는가?"는 의료계의 오랜 화두였다. 현대인의 생각과는 달리 유효한 예방이나 치료 수단이 없는 유행성 질병에 대처하는 의료인의 자세에 관해서는 중세 이후까지 뚜렷한 규범이 없었다. 히포크라테스를 계승해 서양 의학을 체계화한 고대 로마의 명의 갈레노스조차 역병이 돌자 고향인 그리스로 도망쳤던 사례에서 보듯, '아픈 사람을 돌볼 의무'는 역병이 닥칠 때마다 의사를 갈등케 했다. 그래서 고대의 많은 의사는 히포크라테스가 유행병이 발생한 지역 사람들에게 했다는 "빨리 떠나, 멀리 가서, 늦게 돌아오라(cito, longe, tarde)."라는 처방을 스스로 실천에 옮겼다.

14세기 이후 흑사병이 유럽 전역에 빈번히 유행하고 그때마다

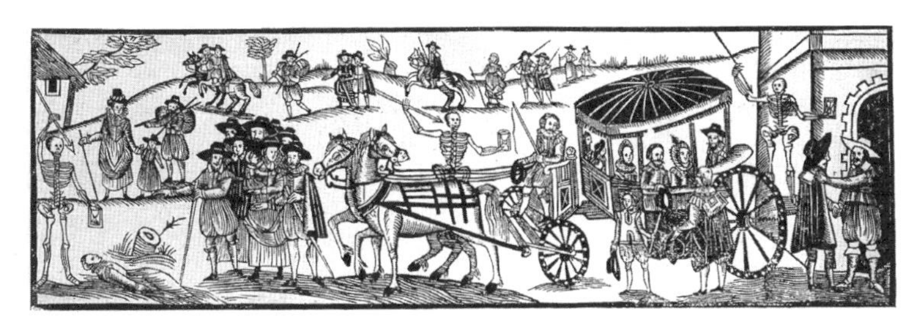

전염병을 피해 도시를 떠나는 사람들. 1630년의 목판화.

도망치는 의사가 속출하자 이탈리아의 여러 도시는 도시를 떠나서는 안 된다는 규정을 고용 계약에 포함시켰다. 이 의사들에게는 어떤 역병이 유행하더라도 주민과 도시에 남아야 하는 법률상의 책임이 있었다. (이 밖에 역병이 유행할 때면 죽음을 무릅쓰는 대신 그에 상응하는 고액의 보수를 받는 조건도 존재했다.) 즉 페스트가 유행할 때면 많은 의사가 도시에서 탈출했고, 일부 의사는 자비심, 애국심, 혹은 계약 때문에 할 수 없이, 혹은 금전적 이득을 바라고 위험한 도시에 남아 환자를 돌보았다.

누가 마지막까지 환자 곁을 지킬지의 여부는 의사의 교육 과정, 출신 성분, 사회적 지위와는 무관했다. 17세기 영국에서 페스트가 유행했을 때는 귀족 출신이거나 신분이 높은 의사 및 영국 국교도 목사가 대거 런던을 떠났지만, 신분이 낮은 약제사(서민의 의료를 담당하던 약사 겸 의사)와 비국교도 성직자들은 어려운 사람을 찾아 봉사하며 자리를 지켰다. 당시 약제사 중 한 사람은 "전문직의 일원으로서 일을 맡았거나 직장을 책임진 모든 사람은 …… 좋은 일과 나쁜 일, 기쁨과 고통, 이익과 불편 중에서 하나만을 따로 선택할 수는 없다. 성직자는 설교를 해야 하고, 지휘관은 전투를 해야 하고, 의사는 환자 옆에 있어야 하기 때문이다."라는 말을 남겼다.

많은 양심적인 의사를 곤혹스럽게 했던 '죽음의 위협과 환자에 대한 신의 사이의 갈등'이 명확하게 정리되기까지는 그 후로도 많은 세월이 필요했다. '개인적 위험을 무릅쓰고라도 치료를 필요로 하는 사람에게 봉사해야 한다.'라는 보편적인 합의가 이루어진 것은 19세기의 일이었다.

2015년의 중동 호흡기 증후군(Middle East Respiratory Syndrome, MERS) 유행은 우리나라 의료 및 방역 체계에 대한 새로운 도전이라고 할 수 있었다. 적지 않은 사람이 목숨을 잃었고, 전염병에 대한 공포로 온 나라가 휘청거렸으며, 다수의 의료인이 감염되는 희생을 치렀다. 그 과정에서 '빨리 떠나, 멀리 가서, 늦게 돌아온' 의료진이 한 명도 없었다는 것은 우리 의료계에도 의료 윤리가 든든히 뿌리를 내리고 있음을 보여 주는 바람직한 현상이었다.

4장

역사를 바꾼 치질

나폴레옹과 워털루 전투

나폴레옹 보나파르트(Napoléon Bonaparte, 1769~1821년)가 워털루 전투에서 패배한 이유에 대해서는 많은 학자가 나름 그럴듯한 분석을 발표한 바 있다. 영국에선 아서 웰링턴(Arthur Wellington, 1769~1852년) 장군이 나폴레옹의 전술을 깊이 연구해 필승의 대책을 마련했기 때문이라는 것이 정설이지만, 오랜 전쟁으로 프랑스 군에 초급 장교나 부사관처럼 전투에 필요한 중간 지휘자가 부족해졌기 때문이라고 이야기하기도 한다. 또 어떤 이는 큰 비로 대포가 진흙에 빠져 나폴레옹의 특기인 포병 전술을 쓰기 힘들었기 때문이라는 주장을 내놓기도 했다. 나폴레옹의 부하였던 에마누엘 드 그루시(Emmanuel de Grouchy, 1766~1847년) 장군이 적군을 발견하지 못했을 때 워털루로 빨리 돌아와야 했는데 고지식하게도 엉뚱한 방향으로 자꾸 진격했기 때문이라고 말하는 사람도 있다. 이번에는 워털루의 패인이 나폴레옹의 지병이었던 치질과 관련이 있다는 특이한 분석을 살펴보자.

1815년 3월 1일 엘바 섬을 탈출, 프랑스 동남부의 알프마리팀 주 안티베에 상륙한 나폴레옹은 가는 곳마다 옛 병사와 합류해 세를 불리는 한편 군중의 환영을 받으며 파리를 향해 진군했다. 그런데 수일간의 승마로 치질이 악화되었고, 항문 밖으로 탈출한 치핵이 극심한 통증을 유발했으므로 나폴레옹은 이틀간 마차로 이동하며 몸을 추스린 후 다시 말을 탔다. 만약 이때 끝까지 말을 타지 않았다면 돌아온 황제가 이제는 군대를 지휘할 수 없다는 소문이 퍼져 재기가 힘들지도 모르는 상황이었다.

3월 20일, 파리에 입성해 권력을 되찾은 나폴레옹은 곧 전쟁 준비에 들어갔다. 그는 훈련도 부족하고 지휘 체계도 제대로 확립되지 않은 병력 12만 4000명으로 웰링턴이 지휘하는 10만 명의 영국, 독일, 벨기에, 네덜란드 연합군과 12만 명의 프로이센 정예 부대를 상대해야 했다.

6월 16일, 다행히 나폴레옹은 서전이라 할 리니 전투에서 프로이센 군을 상대로 승리를 거두었는데 이는 프로이센 군이 영국군과 합류하기 전에 각개 격파한다는 전술이 들어맞은 결과였다. 이때 프랑스 군이 곧바로 프로이센 군을 추격, 괴멸시킨 후 영국군을 상대했거나 프로이센 군이 전열을 재정비하기 전에 재빨리 영국군을 쳤다면 나폴레옹이 승리했을지도 모른다는 것이 역사가들의 분석이다. 그러나 결과는 그렇지 않았다.

6월 16일 하루 종일 말 위에 앉아서 전투를 지휘한 나폴레옹은 저녁부터 다시 찾아온 항문의 격통에 시달렸고, 밤새 잠을 못 이룰 정도로 심했던 통증 때문에 다음 날 아침 8시까지도 침상에서 일어날 수가 없었다. 나폴레옹은 프로이센 군의 위치를 파악할 수 없게 되어버린 오전 11시에야 지휘를 재개했다. 절호의 기회를 침상에서 흘려보낸 것이다. 나폴레옹이 치질의 고통과 싸우던 6월 16일 오후 9시와 다음 날 오전 9시 사이의 12시간 동안 프로이센 군은 충분히 후퇴해 전열을 재정비하고 있었다. 나폴레옹은 뒤늦게 입수된 빈약한 정보를 바탕으로 북쪽으로 퇴각한 프로이센 군이 동쪽으로 갔다고 판단, 엉뚱한 방향으로 추격을 명령해 아군의 분산과 적군의 집결이라는 최악의 사태를 초래하고 말았다. 그리고 6월 18일, 웰링턴 장군이 지휘하는 연합군과의 워털루 전투에서 패배하고 말았다.

즉 높은 집중을 요하는 전장에서 항문의 극심한 통증이 재발해 나폴레옹의 주의를 분산시킨 것이 나폴레옹의 패인이라는 의학사적 분석이다.

5장

마르틴 루터의 두 번째 기적

요로 결석

16세기의 종교 개혁가 마르틴 루터(Martin Luther, 1483~1546년)는 비만이었다. 그는 건강해 보이는 초상화 속 모습과는 달리 지병이 몇 가지 있었다. 그중 하나가 변비였는데, 그의 편지에는 변비약과 그 효과에 관한 이야기가 자주 등장한다. 종교 개혁에 관한 아이디어도 그가 화장실에 앉아 있을 때 떠오른 것이라는 학설이 있을 정도다. 변비에 따르기 쉬운 치질도 평생 그를 괴롭혔다.

그러나 그를 가장 고통스럽게 했던 것은 요로 결석이었다. 1537년 2월 19일, 루터가 자택이 있는 비텐베르크에서 240킬로미터 떨어진 튀링겐 주 슈말칼덴이라는 마을에 머무르며 프로테스탄트 귀족과 회의할 때의 사건이 그 대표적인 예다. 이날 갑자기 심한 복통을 일으킨 루터는 곧 요로가 돌로 막혀 소변이 나오지 않는 결석성 무뇨

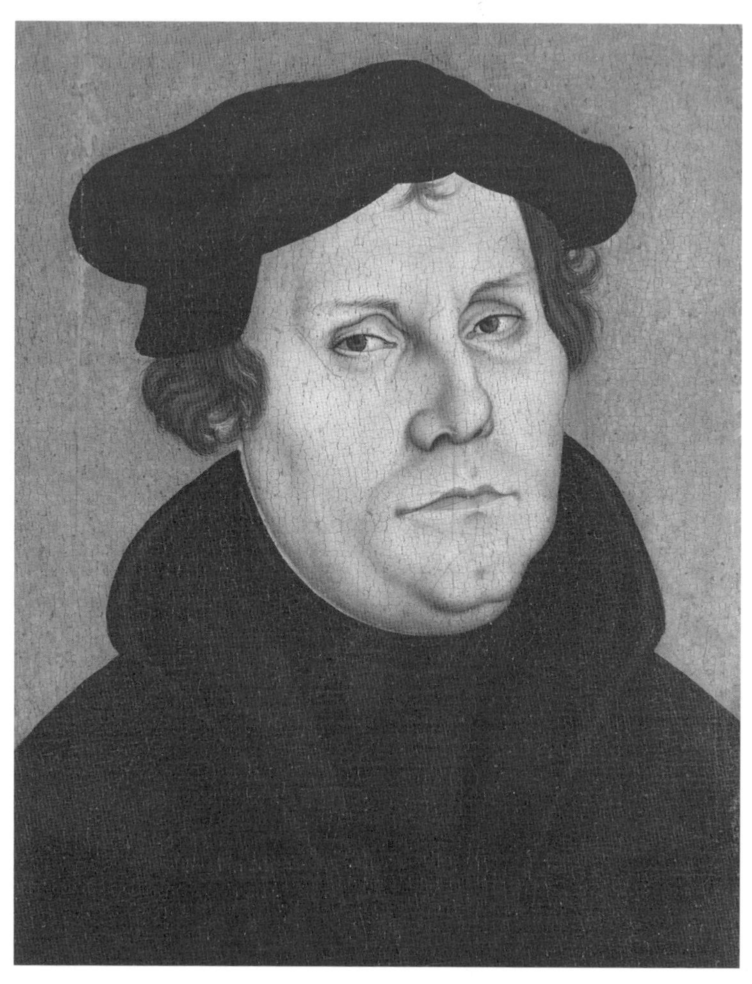

루카스 크라나흐(Lucas Cranach, 1472~1553년)가 그린 마르틴 루터.

상태가 되었다. 그는 10년도 넘게 결석을 앓았기 때문에 이런 통증에 익숙했으나, 이번에는 좀 달랐다. 보통은 좀 시간이 지나 소변으로 작은 돌이 나오면 문제가 해결되었는데 이번에는 무뇨 상태가 6일이나 지속된 것이다.

루터의 상태가 심각해지자 의사들이 우르르 몰려들었다. 회의에 참석한 귀족들을 따라온 의사들이었다. 이들은 루터를 위해 관장이나 방광 마사지 등의 시술을 했지만 효과가 없었다. 소변을 보지 못해 거의 초죽음 지경이 된 루터는 어차피 죽을 바에야 집에서 죽겠다며 돌아갈 것을 고집했다. 의사들은 할 수 없이 환자를 마차에 태워 비텐베르크로 향했다. 그런데 7명의 의사를 동반한 루터의 일행이 얼어붙은 겨울 길을 덜컹거리며 16킬로미터쯤 가 숙소를 정했을 때 기적과 같은 일이 일어났다. 다 죽어 가던 환자가 갑자기 엄청난 양의 소변을 보았던 것이다. 다음 날의 숙박지에서는 6개의 돌이 소변으로 배출되었다. 집에 도착할 때까지 2주 동안 루터의 소변에서는 규칙적으로 다수의 결석이 쏟아져 나왔다. 환자는 차차 건강을 회복했다.

요즘도 요로 결석 환자에게 맥주를 많이 마시고 줄넘기를 하라는 소박한 치료법을 권하는 경우가 있다. 루터의 경우에는 마차가 덜컹거리는 충격에 요로를 막았던 결석이 점차 방광 쪽으로 내려와 결국은 소변으로 나올 수 있었던 것으로 추정된다.

루터는 인간의 생사는 하느님께서 주관하신다며 의사의 말을 듣지 않는, 의사가 볼 때에는 별로 탐탁지 않은 환자였다. 성직자라서 때때로 금식은 했지만 자기 마음대로 먹으며 건강을 위한 절제를 등한히 한 루터는 이 사건으로부터 9년 후에 심근 경색으로 사망했다.

6장

프랭클린과 통풍의 대화

통풍 ❷

미국 독립의 아버지 중 한 명이자 미국 100달러 지폐 속의 인물인 벤저민 프랭클린은 84세이던 1790년 4월 17일, 폐에 생긴 농양이 파열해 사망하기까지 12개월 동안 방광 결석으로 침상에 누워 있어야만 했다. 사망 후 부검에서 발견된 결석은 무게가 400~500그램이 나갔고 거의 방광 전체를 차지하는 크기였는데 아마도 지병이었던 통풍 때문에 생긴 요산 결석으로 추측된다.

40대에 시작되어 평생 프랭클린을 괴롭힌 통풍은 나이가 들수록 심해져 73세 때인 1779년 봄에는 외교관으로서 프랑스 왕 루이 16세(Louis XVI, 1754~1793년)에게 신임장을 제정하는 절차를 연기할 수밖에 없었을 정도로 격심한 발작을 겪었고, 이듬해인 1780년에는 발작이 6주나 계속되기도 했다.

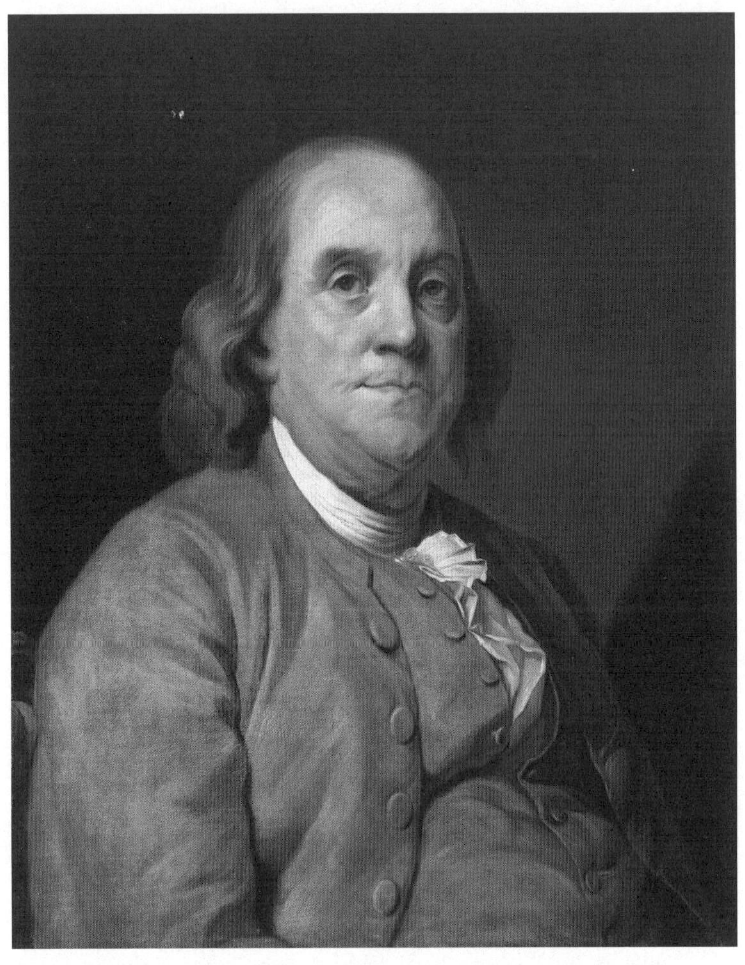

조제프 뒤플레시스(Joseph Duplessis, 1725~1802년)가 그린 79세의 벤저민 프랭클린.

역시 방광 결석으로 고통받던 친형을 위해 구부릴 수 있는 요도 카테터를 고안하기도 했던 것으로 보아 그의 통풍에는 유전적 소인이 작용했겠지만, 결정적인 원인은 육류와 와인을 지나치게 즐긴 그의 식습관이었던 듯하다. "18세기 말부터 19세기 초에 걸쳐 영국의 정찬에는 32가지의 요리가 나왔고 그중 16가지 정도는 각기 다른 종류의 육류 요리였다."라는 기록에서 보듯 당시 유럽에는 과식 문화가 유행했는데 일 때문에 자주 유럽을 왕래하던 프랭클린도 여기에 익숙했던 것 같다.

프랭클린의 통풍을 악화시킨 또 하나의 요소로는 납 중독이 꼽힌다. 납은 당시 거의 모든 컵이나 그릇, 조리 기구의 재료였고, 프랭클린의 인쇄소에도 납으로 만든 활자가 많이 있었다. 가장 문제가 된 것은 납이 음료수나 술에 녹아든 경우로, 옛날 와인을 분석한 1971년 보고서에 따르면 1770년대 와인에는 식수의 20배에서 130배에 이르는 납이 들어 있었다. 와인이 통풍에 나쁨을 알면서도 매끼 2병 정도를 마셨던 애주가 프랭클린은 포르투갈에서 만든 마데이라 와인을 특히 좋아했다고 한다. (1782년 9월 프랑스에 있던 그의 와인 저장고에는 와인 369병이 있었는데 그중 216병이 마데이라 와인이었다.) 그는 발효 과정에 브랜디를 더해 맛이 세고 향이 강한 포트 와인도 좋아했는데 여기에도 납이 많이 녹아 있었다.

결론적으로 프랭클린의 통풍은 가족력에서 보이듯 통풍에 걸리기 쉬웠던 체질, 무절제한 식단과 비만, 다량의 음주, 그리고 납 중독이 합쳐져 악화되었다는 것이 일반적인 추측이다. 그 후 통풍 때문에 대형 결석이 생겨 거동을 못하게 되고, 결석의 통증을 견디기 위해 아편을 과용하자 체력과 면역력이 저하되고, 끝내 세균 감염으로 폐에 농양이 생겨 파열됨으로써 사망한 것으로 미루어 짐작할 수 있다.

수많은 명언을 남긴 작가이기도 한 그가 생전에 출판해 널리 알려진 『벤저민 프랭클린 자서전(*The Autobiography of Benjain Franklin*)』에서 언급한 "인간의 13가지 덕목" 중에는 "절제"라는 덕목도 포함되어 있는데, 막상 프랭클린 자신은 통풍을 악화시키는 과식과 음주를 '절제'하지 못했다는 점이 역설적이다.[1)]

7장

자살인가? 전염병인가?

차이코프스키와 콜레라

1893년 10월 28일, 러시아 상트페테르부르크에서 표트르 차이코프스키(Pyotr Tchaikovsky, 1840~1893년)의 교향곡 6번이 초연되었다. 작곡가가 직접 지휘한 이 공연에 대한 청중의 반응은 나쁘지는 않았지만, 대성공이라기엔 약간 모자란 듯했다. 4일 후인 11월 2일, 차이코프스키는 당시 유행하던 콜레라에 걸릴 수도 있다는 주변의 만류에도 불구하고 카페에서 생수를 마셨다. 수 시간 후 그는 설사를 시작했고 구토 증상이 뒤를 이어 나타나더니 다음 날은 청색증을 보이면서 무뇨 상태에 빠졌다. 결국 이 유명한 작곡가는 11월 6일 새벽 3시에 사망하고 말았다.

그러자 그가 실은 동성애자이며 타인의 강요로 자살했다는 소문이 돌았다. 차이코프스키가 졸업했던 상트페테르부르크 법률 학교

동창생들이 학교의 이름에 누가 되지 않도록 독극물인 비소(arsenic)를 마시도록 강요했으며, 공식 사인인 콜레라는 차이코프스키의 동생과 주치의가 진실을 은폐하기 위해 꾸며낸 것이라는 이야기였다.

소문에 따르면 차이코프스키가 귀족의 친척인 14세 소년과 관계를 가졌는데 차르가 이 사실을 알게 되었고, 그가 생수를 마시기 전날인 11월 1일, 사건에 관여한 법률 학교 동창생이 "재산을 몰수당하고 시베리아로 추방당하느니 차라리 자살이 본인과 가족의 명예를 지킬 수 있는 길"이라고 조언했다는 것이다. 물론 이런 주장을 뒷받침할 증거는 아무것도 없었다.

그 후에도 이 '강요된 자살설'은 수그러들지 않았으며 현대의 몇몇 음악사 저술가까지 같은 주장을 계속하고 있다. 이들이 근거로 드는 것 중 하나는 주치의였던 바실리 베르텐손(Vasily Bertenson, 1853~1933년)의 증언인데, 이 의사가 1933년 죽기 직전에 누군가에게 "차이코프스키가 스스로 독을 마셨다."라고 말했다는 것이 주된 내용이다.[1] 또 복부 통증, 구토, 갈증, 설사, 근육통, 의식 불명, 콩팥 기능 상실 등을 유발하는 비소 중독은 이 작곡가의 마지막 증상과 어느 정도 맞아 떨어지기도 한다. 그러나 이는 콜레라로 거짓 진단했던 주치의가 40년이나 간직했던 비밀을 죽기 직전에 털어놓았다기보다는, 아마도 차이코프스키가 남이 말리는데도 듣지 않고 끓이지 않은 생수를 마셨다는 의미의 말을 저술가들이 확대 해석한 것이라고 추측된다.

한편 당시 러시아의 위생법은 콜레라 환자가 사망하면 바로 시체를 천으로 싸서 관에 넣고 봉해야 하고 장례식에 사람이 많이 모이지 않도록 하며 가족은 집을 떠나야 한다고 규정했는데, 이것들이 지켜지지 않은 것은 사인이 콜레라가 아니기 때문이라는 주장도 있다. 그러나 1893년 봄 드레스덴에서 열린 세계 학회에서 콜레라 예방에 격리가 불필요하다는 합의가 이루어졌고, 사문화되었던 이 규정은 이듬해에 폐지되었다.

차이코프스키에게 동성애 경향이 있었던 것은 사실이었다. 그는 기숙 학교 시절부터 남자들과만 어울렸다. 만년에는 그의 조카 블라디미르 다비도프(Vladimir Davydov, 1871~1906년)를 곁에 두고 아꼈다. 그의 불행했던 결혼도 동성애자가 아님을 보여 주기 위해 가족이 강권한 것이었는데, 그는 결혼식 날 자살하려고 강에 뛰어들기도 했다. 차르와 소비에트 시대 러시아에서는 동성애가 금기였으므로 차이코프스키가 평생 자신의 경향이 세상에 알려질까 우려하며 살았다는 이야기도 사실 같다. 하지만 제정 러시아에서는 동성애를 연구하거나 글을 쓰는 것도 금지되어 있었고, 이오시프 스탈린(Joseph Stalin, 1878~1953년) 시대 이후에는 정부 차원에서 자국의 자랑인 차이코프스키의 평판을 훼손하는 글을 쓰지 못하도록 금했기 때문에 그가 동성애자임을 확증하는 계기가 된, 자신의 성향을 고백한 편지를 포함한 서적이 출판된 것은 1995년 이후의 일이었다.

한편 차이코프스키가 자살하지 않았다고 주장하는 사람들은 당시 러시아가 동성애를 금기시했지만 고위층은 예외였으며, 차이코프스키는 당시 국민적 존경을 받는 유명 작곡가였기 때문에 이 예외에 속했고, 따라서 재판에 회부되어 벌을 받는 일은 없었을 것이라고 주장한다. 차이코프스키는 평소 죽음을 너무나도 두려워해 그의 앞에서 장례식이나 관, 무덤 등을 언급하는 것도 금기였을 정도였는데 그런 사람이 자살할 리가 없다는 주장도 있다. 차이코프스키는 죽기 전에 상당히 풍채가 좋았고 건강해 보였으며 새로운 오페라를 구상하며 러시아뿐만 아니라 런던, 암스테르담, 그리고 독일 도시들에서 연주할 계획을 세우고 있었다고 한다. 자살하기로 마음먹고서 해외 연주 여행을 기획하는 작곡가가 있을지 의문이 생긴다.

그렇다면 왜 차이코프스키가 비소 중독으로 죽었다는 소문이 나돌았을까? 그것은 그의 죽음을 너무나 애석해 했던 민중이 애꿎은 의사에게 비난의 화살을 돌렸기 때문이 아닐까 추측할 수 있다. 출혈을 보충하기 위해 생리 식염수 정맥 주사가 시작된 것은 19세기 말인 1885년경이지만, 콜레라에 걸린 환자에게 전해질 용액을 대량으로 정맥 주사하는 현대적 치료법은 1908년 이후에 확립되었으므로 그의 주치의들이 열탕 목욕을 처방한 것은 당시로는 가장 교과서적인 콜레라 치료법이었다. 그러나 이 유명한 작곡가가 사망한 후 신문은 "체면 때문에 더 일찍 큰 병원에 입원시키지 않은 것은 아닌가?", "치료에 최선을 다하지 않은 것은 아닌가?"라면서 연일 의혹을 제기했고, 급기야 차이코프스키의 동생이 공식석상에서 병의 경과를 자세히 설명했지만 사람들은 이를 믿지 않았다. 여기에 망자의 동성애 경향에 관한 제정 러시아와 (구)소련의 (100년에 걸친) 언론 통제가 더해지자 소문이 소문을 낳았고, 세월과 더불어 대중의 불신에 음악 전기 작가의 상상력이 합쳐져서 '강요된 비소 음독 자살'이라는 흥미로운 가설이 생겨났으리라는 추측이 가능하다.

작곡가가 흐느껴 우는 것 같다고 일컬어지는, 피아니시모[2)]로 끝나는 차이코프스키의 마지막 교향곡 6번에는 「비창(Pathetique)」이라는 이름이 붙었다. 오랫동안 그를 경제적으로 지원했던, 플라토닉 러브의 대상이자 마음을 터놓는 유일무이한 친구였던 나데즈다 폰 메크(Nadezhda von Meck, 1831~1894년) 부인이 더는 지원을 하지 않겠다고 통보한 직후에 (그가 이 때문에 마음의 상처를 받고 자살했을 것이라는 주장도 있다. 차이코프스키는 최후의 순간에도 부인을 원망하는 말을 남겼다고 한다.) 발표된 이 교향곡은 그의 사후 연주된 두 번째 공연에서 청중의 폭발적인 반응을 불러일으켰고, 오늘날 세계에서 가장 사랑받는 클래식 음악 중 하나가 되었다.

8장

거장의 머리카락 속 비밀

베토벤과 납 중독

오후 4시경, 창밖에는 진눈깨비가 내리고 있었다. 천둥소리와 함께 번개가 치자 어두컴컴했던 실내가 갑자기 밝아졌다. 죽어 가던 그의 얼굴이 번쩍 들리며 주먹을 쥔 오른손이 장엄하게 하늘을 향했다. 마치 군대를 지휘하는 장군처럼 뻗었던 그 팔은 곧 바닥으로 떨어졌고 그는 영영 눈을 감았다.

1827년 3월 26일, 56세의 루트비히 판 베토벤(Ludwig van Beethoven, 1770~1827년)은 이렇게 세상을 떠났다. 이 위대한 음악가는 20대 초반부터 복통에 시달렸고, 31세에 청각 장애가 나타나 42세 때 청력을 완전히 잃었다. 친절하고 매력적이었던 젊은이는 오랜 투병으로 신경질적 중늙은이로 변했으며 만년에는 세상을 멀리하는 우울한 늙은이가 되어 있었다. 생애의 마지막 해인 1827년 초, 베토벤은 폐렴을 앓았고 얼마 후에는 복통이 심해지면서 복수가 차올랐다. 의사들이 간과 콩팥에서 다량의 액체를 뽑아냈지만 차도가 없었다.

그의 직접적인 사인은 간 경화증으로 인한 간 기능 상실이었다. 전기 작가들이 묘사한 감동적인 장면, 즉 임종을 맞은 베토벤이 하늘을 향해 주먹을 흔드는 장면은 베토벤이 간성 혼수였다는 사실을 보여 준다. 간이 나빠져서 혼수 상태에 빠진 환자에게 강한 빛과 같은 이런 갑작스런 자극은 경련성 반응을 유발할 수 있기 때문이다. 베토벤의 간 경화는 빈 의과 대학의 요한 바그너(Johann Wagner, 1800~1833년)와 카를 로키탄스키(Karl Rokitansky, 1804~1878년)가 부검으로 확인한 바 있다.

현대 의사들은 생전의 병력과 부검 소견을 근거로 베토벤이 전신성 홍반성 결절이라는 면역 질환을 앓았을 가능성이 크다고 생각해 왔다. 젊어서 발병하는 이 병은 복통을 포함한 다양한 증상을 보이며 만성 간염이나 간 경화가 나타날 수 있다. 청신경으로 가는 동맥에 염증을 동반하기도 하는 이 병이라면 그의 유명한 청각 장애도 설명 가능하다.

그런데 최근 미국 베토벤 협회가 베토벤의 머리카락을 분석한 결과 정상인의 100배에 이르는 납이 검출되었다고 발표했다. 이 머리카락은 한 유대계 독일 소년이 베토벤이 죽은 다음 날 몰래 잘라 기념으로 간직했던 것이었다. 소년은 커서 지휘자 겸 음악 교사가 되었다. 그의 손자가 머리카락을 물려받아 1943년 나치 독일 탈출을 도와 준 한 덴마크 의사에게 선물했고, 의사의 후손이 1994년 런던 소더비 경매에 내놓은 것을 협회가 7,300달러에 사들였다고 한다.

한편 베토벤 사망 당시 빈 대학교에서 의학사를 담당하던 로메오 셀리그만(Romeo Seligmann, 1808~1892년)은 베토벤의 머리뼈 일부를 몰래 떼어 내 보관했다. 대대로 전해진 이 2개의 뼛조각도 1993년에 미국 캘리포니아 주립 대학교 새너제이 캠퍼스에 기증되었는데, 2005년 연구 결과에 따르면 여기에서도 다량의 납이 검출되었다.

이로써 생전에 베토벤을 가장 오래 괴롭혔던 복통이 납 중독 때문이었을 가능성이 제기되었다. 그가 때때로 어린 아이처럼 신경질적으로 반사회적 행동을 보이며, 불안정하고 우울증에 시달렸던 것도 납 중독에 따른 신경계 장애 때문이라는 설명이 가능해졌다. 연구자들은 당시 심하게 오염되었던 다뉴브 강에서 잡은 물고기나 애주가였던 그가 수십 년간 마셨던 와인에 납이 들어 있었을 것으로 추측한다.

베토벤의 병은 유전성 면역 질환과 납 중독이 겹친 결과라는 것이 현재까지의 결론이다. 이번 연구로 베토벤이 매독에 걸렸다는 몇몇 학자의 가설은 사실이 아닐 가능성이 커졌다. 그의 머리카락과 뼈에서 당시 매독 치료제였던 수은이 거의 검출되지 않았기 때문이다. 한편 다른 약물의 흔적이 없는 것으로 보아 베토벤은 아편과 같은 진통제를 사용하지 않았던 것으로 추정된다. 아마도 맑은 정신으로 작곡하기 위해 극심한 고통을 끝까지 참았던 것 같다.

9장

나폴레옹에게 불가능했던 것

황제의 사인

1821년 5월 5일 저녁, 나폴레옹 보나파르트는 세인트헬레나 섬에서 죽음을 맞이했다. 자신이 죽게 되면 반드시 사인을 밝혀 달라던(그는 누군가 자신을 독살하리라 생각했던 것 같다.) 생전 당부대로 다음 날 부검이 시행되었다. 5명의 영국 군의가 서명한 부검서의 주된 소견은 간에 위가 유착되어 새끼손가락이 들어갈 만한 구멍이 난, '위 날문 부분의 암성 궤양'이었다. 부검에 입회한 시의 프랑수아 안토마르치(François Antommarchi, 1780~1838년)는 좌측 폐의 상엽에 있는 다수의 작은 공동(결핵이었을까?)을 지적하고 위의 궤양을 암성 궤양이라고 주장했지만, 영국 의사들은 폐가 정상이었으며 위의 궤양은 암으로 발전할 가능성이 있다고 기록했다. 당시 병리학 수준으로는, 더구나 병리학자도 아닌 군의가 암과 궤양을 육안으로 구분하기란 쉬운 일이 아니었다.

한편 스웨덴의 치과 의사 스텐 포르슈프부드(Sten Forshufvud, 1903~1985년)는 1961년에 『누가 나폴레옹을 죽였는가?(*Vem mördade Napoleon?*)』라는 책을 저술해 나폴레옹의 증상이 비소 중독의 증상과 비슷하며, 생전에 여러 친지에게 나누어 준 그의 머리카락을 분석한 결과 정상보다 많은 비소가 검출되었다는 사실을 근거로 나폴레옹의 독살설을 주장해 커다란 파문을 일으켰다. 1995년 8월 미국 연방 수사국(Federal Bureau of Investigation, FBI) 법의학 책임자도 나폴레옹의 머리카락에서 다량의 비소를 검출했다고 확인했다. 그러나 이에 대해서는, 겨우 몇 개의 머리카락에서 검출된 제한적인 실험 결과밖에 없다는 점, 당시에는 비소를 염료나 약의 원료로 널리 사용했기 때문에 어느 정도의 중독은 흔한 일이라는 점 등이 반론으로 제기되었다.

또 하나의 학설은 그가 간염(당시에는 간의 질병을 모두 간염이라고 불렀다.), 즉 아메바성 간농양의 파열로 사망했다는 것이다. 나폴레옹의 주치의였던 도미니크장 라레(Dominique-Jeon Larrey, 1766~1842년)의 아들로 외과 의사였던 히폴리트 라레(Hippolyte Larrey, 1808~1895년)는 1892년 나폴레옹의 위궤양은 간농양의 합병증으로 생긴 것 같다는 부친의 주장을 기록으로 남겼으며, 상당히 많은 의사가 여기에 동조하고 있다. 그 근거로는 세인트헬레나 섬이 원래 아메바성 이질이 만연하던 지역이기도 하지만, 무엇보다도 이 진단이 말년에 나폴레옹이 겪던 증세와 일치한다는 사실이 꼽힌다. 오르내리는 열, 야간의 발한, 우측 상복부의 둔한 통증 및 우측 어깨로의 부챗살통증, 통증이 있는 만져지는 간, 황토빛 피부색 등의 증상은 아메바성 간농양의 전형이며, 심지어 피가 섞인 침은 간농양이 위나 폐 속으로 파열되었을 때 나타나는 소견이라고 볼 수 있다는 것이다.

필자의 생각에도 암 환자는 보통 야위는 데 반해 나폴레옹은 말년까지 뚱뚱했다는 것으로 보아 그가 통설처럼 위암을 앓다가 사망한 것은 아닌 듯싶다. 어쨌거나 이 영웅의 사인에 관한 여러 학설 중 아직까지는 위암 또는 위궤양 천공에 의한 배막염설이 가장 많은 지지를 받고 있었다. 그런데 나폴레옹이 세인트헬레나 섬에 유배되기 전의 머리카락에서도 비소가 발견되었으며, 이는 당시에 유행하던 탈모 치료제의 주성분이 비소였기 때문이라는 학설을 2002년 프랑스의 권위 있는 연구 기관이 발표했다. 드디어 나폴레옹의 독살설이 점차 힘을 잃어 가고 있는 것 같다.

10장

나폴리 병, 폴란드 병, 프랑스 병

매독 치료의 역사

클레오파트라(Cleopatra VII Philopator, 기원전 69~30년), 유대의 헤롯 1세(Herod I, 기원전 73~4년), 나폴레옹, 프리드리히 대왕(Friedrich II, 1712~1768년), 교황 식스투스 4세(Sixtus PP. IV, 1414~1484년), 율리우스 2세(Iulius PP. II, 1443~1513년), 크리스토퍼 콜럼버스(Christopher Columbus, 1450~1506년), 폴 고갱(Paul Gauguin, 1848~1903년), 프란츠 슈베르트(Franz Schubert, 1797~1828년), 알브레히트 뒤러(Albrecht Dürer, 1471~1528년), 요한 볼프강 폰 괴테(Johann Wolfgang von Goethe, 1749~1832년), 프리드리히 니체(Friedrich Nietzsche, 1844~1900년), 존 키츠(John Keats, 1795~1821년), 제임스 조이스(James Joyce, 1882~1941년), ……, 이것은 매독에 걸렸던 것으로 추정되는 유명 인사 명단의 '일부분'이다.

매독은 성적 접촉으로 전염되나 때로는 수혈로, 또는 환자 어머니로부터 임신 중에 감염될 수도 있다. 초기에는 감염 부위의 피부에 변화가 나타났다가 저절로 없어지고, 2기에는 발열이나 발진, 임파선이 붓는 증상이 있다가 사라진다. 이 시기가 지나면 긴 잠복기에 들어가 50~70퍼센트의 보균자는 아무런 증상 없이 평생을 지내는 반면 나머지는 신경계나 순환계의 병으로 죽음에 이르게 된다. 이 무서운 질병의 기원은 아직 밝혀지지 않은 상태이다. 그 유래야 어찌되었건 신대륙 발견과 동일한 시기인 15세기 말 유럽에서 갑자기 맹위를 떨친 이 성병에 사람들은 베네치아 병, 나폴리 병, 프랑스 병 등 서로 싫어하는 나라 이름을 붙였는데, 예를 들어 모스크바 시민은 폴란드 병으로, 폴란드 사람은 독일병으로 부르는 식이었다.

성병 치료가 인간을 성적으로 더욱 문란하게 한다며 치료 자체를 반대하는 종교적인 견해도 있었지만, 16세기에는 매독의 피부 증상 치료에 수은을 다량 함유한 연고가, 19세기에는 수은에 못지않게 해로운 중금속 비스무트(bismuth)가 사용되었다. 1909년 프리츠 샤우딘(Fritz Schaudinn, 1871~1906년)이 매독균(*Treponema pallidum*)을 발견하자 독일의 파울 에를리히(Paul Ehrlich, 1854~1915년)는 일본의 하타 사하치로(秦佐八郎, 1873~1938년)와 함께 살바르산(Salvarsan)이라는 치료제를 개발했다. 인체 세포가 아닌 매독균에만 결합해 균을 죽인다는 이 약은 세계적으로 화제가 되었고, 인류 최초의 전문 치료제로 '마법의 탄환'이라고 불렸다. (부작용 때문에 곧 네오살바르산(Neosalvarsan)으로 대체되었다.) 그런데 이 약의 실상은 알려진 것과는 거리가 있었다. 살균 효과가 불분명했고 농도나 용량도 정해져 있지 않았다. 그러다 보니 돈만 들고 오면 주사를 한 대씩 놓아 주는 주먹구구식 치료법이 정착되어 의사만 재미를 보는 결과를 낳았다. 예를 들어, 페니실린(penicillin)의 발견으로 유명한 알렉산더 플레밍(Alexander Fleming, 1881~1955년)도 살바르산 주사로 많은 돈을 번 의사 중 하나였다. 결국 매독의 완치는 페니실린이 대중적으로 쓰인 1946년 이후에야 가능하게 되었다.

한편 유럽 최초의 매독이 어디서 유래했는지에 대해서는 수백 년 동안 이론이 많았다. 시체의 뼈에 남은 변화를 조사한 연구에 따르면, 1500년을 경계로 매독이 나타난 것으로 되어 있다. 일반적인 학설은 콜럼버스의 선원이 신대륙에서 옮겨왔다는 것인데 그 전에 이미 유럽에 존재하던 병균의 성격이 하필이면 이 시기에 바뀌었을 뿐이라는 설도 만만치 않아서 아직 명확한 결론이 난 것은 아니다. 최근에는 세계 각지의 원주민 무덤을 발굴해 유전자를 감식한 결과 매독균이 약 1600년 전 아메리카 대륙의 열대 감염병 요스(Yaws)를 일으키는 균(*Treponema pallidum pertenue*)에서 진화해 생겨난 것 같다는 고고 병리학적 연구 결과가 발표되었다. 이는 매독의 콜럼버스 전파설을 지지하는 소견으로, 매독의 유래가 분명히 밝혀질지 귀추가 주목된다.

11장

죽음을 뿌리는 자

장티푸스 메리

메리 맬런(Mary Mallon, 1869~1938년)은 북아일랜드에서 미국으로 이민 온 독신녀였다. 내성적이고 무뚝뚝한 성격의 그녀는 희끗희끗하고 숱이 많은 백발의 소유자로, 굵은 눈썹에 둥근 철테 안경을 걸쳤으며 입가가 밑으로 처진 평범한 용모를 지니고 있었다. 좀 뚱뚱한 그녀의 체격은 탁월한 요리사에게 걸맞은 인상을 풍겼다. 부잣집을 전전하며 요리사로 일하는 그녀에게 요리는 인생의 보람이자 목표였다.

뉴욕에서 32킬로미터 떨어진 오이스터 만에서 장티푸스 유행이 발생한 어느 날, 조지 소퍼(George Soper, 1870~1948년) 박사는 감염원을 특정하기 위한 추적에 나섰다. 환자들이 먹은 음식을 조사하던 그는 유행 과정에 한 사람의 요리사가 계속해서 등장한다는 사실을 알아냈다. 6개월 후, 뉴욕 파크 애비뉴의 저택 부엌에서 발견된 그녀

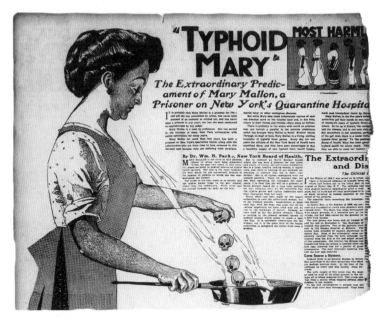

"TYPHOID MARY"

The Extraordinary Predicament of Mary Mallon, a Prisoner on New York's Quarantine Hospita

By Dr. Wm. H. Park, New York Board of Health.

The Extraordi and Dis

장티푸스 메리를 다룬 1909년의 신문 기사.

는 칼을 들고 저항하며 도주하려다 경찰에 체포되었다. 그녀는 7년 동안 8번 직장을 옮겼는데, 그중 일곱 집에서 재직 기간과 일치되게 장티푸스 환자가 발생한 것으로 밝혀졌다. 그녀는 장티푸스균(*Salmonella typhi*)의 온상인 담낭을 절제하자는 보건 당국의 제안을 거부했고, (당시 담낭 절제술은 수술 후 사망률이 매우 높았다.) 뉴욕 이스트 강에 있는 노스브라더 섬의 리버사이드 종합 병원에 강제로 격리 수용되었다.

뉴욕 신문들은 이를 "장티푸스 메리 사건(Typhoid Mary)"이라고 부르며 대서특필했다. 연재 만화에서는 그녀를 커다란 가마솥에 사람 머리뼈를 집어넣거나, 핫도그 크기의 장티푸스균을 스토브 위에서 굽고 있는 마녀로 묘사했다. 시민은 그녀를 연쇄 살인범쯤으로 여기며 경악했고, 그녀는 실정법상 아무 죄도 없었지만 3년간 연금되어 병원의 세탁 일을 거들며 지낼 수밖에 없었다. 그녀는 자신이 의사들이 꾸민 음모의 희생자라고 굳게 믿었으며, 아무리 설명해도 장티푸스 보균자라는 사실을 인정하지 않았다.

1910년 메리는 요리를 절대로 하지 않겠으며, 1개월에 3번씩 보건 당국에 근황을 보고하겠다는 조건으로 석방되었으나 곧 행방이 묘연해지고 말았다. 약속을 어기고 '브라운 부인'이라는 가명을 써서 요리사로 되돌아가 버린 것이었다. 주변에는 예전처럼 장티푸스가 따라다녔지만, 그녀는 5년간 아무런 의심 없이 요리사로 일할 수 있었다. 1915년의 어느 날, 슬론 부인 병원에서 25명의 장티푸스 환자가 발생해 2명이 사망하는 사건이 있었다. 장난삼아 "혹시 당신이 '장티푸스 메리'가 아니냐?"라고 묻자 요리사가 놀라 달아나 버렸다는 하녀의 신고를 받은 보건 당국은 롱아일랜드에서 그녀를 발견, 체포했다.

메리는 다시 리버사이드 병원으로 보내져 사망할 때까지 23년 동안 애견과 함께 종신토록 격리되었다. 세월이 흐르자 반항적이던 그녀의 태도도 점점 누그러졌고, 병원은 그녀가 전염병 검사실의 검사원으로 근무할 수 있도록 배려했다. 뉴욕 시는 병원 옆에 그녀의 집도 지어 주었다. 1923년 겨울 뇌졸중으로 쓰러진 그녀는 1938년 폐렴으로 사망했다.

장티푸스의 병원균은 담즙 속에서 증식하며 담석 속에서 발견되기도 한다. 균에 감염된 사람 중 20명에 1명꼴로, 균을 배출하지만 건강한 '건강 보균자'가 생길 수 있다. 메리 말론은 미국 최초로 장티푸스 보균자로 지정되었고, 신문이 붙여 준 별명 '장티푸스 메리'와 더불어 의학사에 영원히 남게 되었다.

12장

크리스마스의 인체 실험

식중독균 찾기

포도상 구균(*Staphylococcus*)으로 인한 식중독은 식후 1시간과 5시간 사이에 도저히 참을 수 없는 극심한 구토, 쥐어짜는 듯한 복통에 이은 설사로 시작된다. 잠시 언제 그랬냐는 듯 편안해졌다가 몇 분 후에는 다시 같은 증상이 반복되는 것이 특징인 이 병은 가장 흔한 식중독 중의 하나로 알려져 있다.

그러나 1930년이 되도록 순수 배양된 균을 대량으로 마셔도 별탈이 없는 포도상 구균이 식중독을 일으킨다는 사실은 의학계에서 인정되지 않고 있었다. 일례로 제1차 세계 대전 중 독일군에서 약 2,000명의 환자가 발생한 식중독 사고가 있었는데, 당시 음식 샘플에서 검출된 포도상 구균과 프로테우스균(*Proteus mirabilis*) 중 후자가 범인으로 지목되었다. 실은 프로테우스균이야말로 인체에 아무런 해가 없는 세균이었는데도 말이다.

포도상 구균이 다시 주목을 받는 계기가 된 것은 1929년의 크리스마스 저녁 미국 시카고에서 파네토네[1)]를 먹은 11명이 식중독을 일으킨 사건이었다. 문제의 파네토네는 3층짜리 스펀지케이크로 커스터드 소스, 피스타치오 콩, 그리고 꼭지 달린 체리로 장식된 것이었다. 환자 중에 의사가 2명 있었으므로 이들은 남은 케이크를 시카고 대학교에서 식중독 연구에 관심 있던 의사 3명에게 보냈다. 게일 댁(Gail Dack)과 윌리엄 케리(William Cary) 그리고 에드윈 조던(Edwin Jordan, 1866~1936년)은 케이크에서 포도상 구균을 발견하고 이 균이 식중독의 원인이라고 확신했다.

그들은 이를 증명하기 위해 케이크를 쥐, 토끼, 원숭이 등에 먹여 보았지만, 아무런 일도 일어나지 않았다. 할 수 없이 세 사람은 케이크를 여러 부분으로 나누어 번갈아 먹어 보기로 했다. 맨 처음 커스터드를 먹은 사람이 무사했다. 케이크의 사탕 부분을 먹은 다음 사람도 아무 일 없었다. 콩도, 체리도 차례로 먹었지만 아무도 중독 증상을 보이지 않았다.

1930년 1월 중순 스펀지케이크 부분이 마지막으로 남았다. 이번에는 댁이 시험해 볼 차례였다. 그는 집에서 점심 식사를 마친 다음 케이크 샘플을 먹었다. 몇 시간 후 저녁 식사를 위해 식탁에 앉으려던 댁은 갑자기 일어나 화장실로 뛰어갔다. 1시간 동안 아픈 배를 부여잡고 토하고 설사를 하는 와중에서도 댁은 "원더풀!"을 연발하고 있었다. 실험은 성공이었다. 걱정스럽게 지켜보던 그의 부인은 남편이 죽을 때가 되었나 걱정하면서 급히 케리를 불렀다. 그러나 소식을 듣고 달려온 케리 역시 사뭇 기쁜 표정으로 남편과 축하 인사를 주고받는 것이었다…….

확인을 위해 며칠 후 다른 연구자가 샘플을 먹었고 모두 식중독 증상을 보였다. 스스로 실험 대상이 된 이들의 연구로 포도상 구균이 식중독과 관련 있다는 것은 부동의 사실로 인정되었다. 후일 이 병은 균 자체가 아니라 균이 만들어 내는 장내 독소 엔테로톡신(enterotoxin)이 장을 조절하는 중추 신경에 작용해 일어나는 것으로 밝혀졌다.

13장

가장 큰 피해자는 누구인가?

JAL 식중독 사건

1975년 2월, 344명의 승객과 20명의 승무원을 태운 일본 항공(Japan Airlines, JAL) 소속 보잉 747 전세기가 도쿄를 출발했다. 승객은 모두 일본의 음료수 판매업자로 음료수 회사의 호의로 유럽 여행에 나선 사람들이었다. 비행기는 앵커리지와 코펜하겐을 경유해 파리에 도착할 예정이었다. 2월 2일 아침 7시 12분, 비행기가 앵커리지 공항에 착륙하자 승무원들이 교대했고 현지 기내식 업체가 준비한 간식과 식사가 실렸다. 아침 8시 45분, 비행기는 8시간 30분 예정인 코펜하겐까지의 비행을 위해 다시 이륙했고 수 시간 후 아침 식사가 제공되었다.

덴마크 시간 아침 6시 30분, 코펜하겐 공항에 도착한 일본 항공 승객 중 일부가 구토, 복통, 설사 등의 식중독 증상을 호소하기 시작했다. 환자는 계속 늘어 갔다. 같은 증세를 보이는 승객이 수백 명에 이르자 공항은 혼란의 소용돌이에 빠져들었다. 코펜하겐의 위생 당국이 총동원되었고 승무원은 승객의 호소를 의료진에게 통역하느라 눈코 뜰 새가 없었다. 3시간 만에 142명의 승객과 1명의 승무원이 시내 병원으로 옮겨져 입원했고 나머지는 식중독의 원인이 밝혀질 때까지 호텔에 임시 수용되었다.

역학 조사 결과 이 식중독은 포도상 구균에 의한 것으로, 아침 식사였던 오믈렛 위에 놓였던 햄 2쪽에 문제가 있었던 것으로 판명되었다. 앵커리지의 조리사 중 한 사람이 손에 난 가벼운 상처를 상부에 보고하지 않았으며, 조리된 음식이 14시간은 실온에서, 14시간 30분 동안은 섭씨 10도에서 방치되었다는 사실이 밝혀졌다. 원래 섭씨 3도 이하에서는 잘 자라지 못하는 포도상 구균이 햄 속에서 증식하며 식중독을 유발하는 독소를 만들어 내었던 것이었다. 수일 후, 남은 음식물과 조리사 손의 상처, 환자의 배설물에서 같은 균이 발견됨으로써 식중독의 원인과 경로가 확정되었다.

항공사상 최다 인원 감염 사례로 기록된 이 식중독은 손에 상처가 나면 음식물을 조리하면 안 된다는 것과 음식을 세균이 자라지 못하는 온도에 보관해야 한다는 기본적인 규칙을 지키지 않은 데서 일어난 사고였다. 불행 중 다행은 앵커리지에서 교대한 승무원은 미리 아침을 먹고 탑승했으므로, 기내에서 식사를 하지 않았다는 것이었다. 이와 관련해 영국의 의학 전문지 《랜싯(*Lancet*)》은 1975년 9월호에서 최악의 사태를 피하기 위해서는 조종사들이 다른 조리사가 만든 식사를 따로 하는 편이 바람직함을 밝혔다.

환자들은 덴마크 보건 당국의 신속하고 적절한 대응에 힘입어 모두 회복되었다. 사건 발생 후 10일이 지나 상태가 가장 위중했던 52세 남자 환자와 64세 여자 환자가 마지막으로 퇴원하던 날, 앵커리지에서는 일본 항공 기내식 담당자가 권총으로 스스로 목숨을 끊었다. 이 식중독 사건의 유일한 사망자였다.

14장

헬리코박터를 마신 사나이

위궤양 원인의 증명

1892년 10월 7일 아침, 74세의 막스 폰 페텐코퍼(Max von Pettenkofer, 1818~1901년)는 콜레라균(*Vibrio cholerae*)을 마셨다. 독일 최초의 위생학 교수였던 그는 콜레라 유행에 균뿐 아니라 환경이나 개인의 건강도 중요하다는 사실을 증명하기 위해 그런 무모한 실험을 감행한 것이었다. 운 좋게도 그는 예언대로 몇 차례의 가벼운 설사 후에 완쾌되었다.

거의 1세기 후인 1984년의 어느 여름날, 32세의 배리 마셜(Barry Marshall, 1951년~)은 페텐코퍼와는 약간 다른 이유에서 헬리코박터 파일로리(*Helicobacter pylori*) 균을 마셨다. 당시 캄필로박터(*Campylobacter*)로 알려져 있었던 이 세균이 위염, 나아가서는 궤양의 원인임을 증명하기 위해서였다.

의학에서 세균이 어느 특정 질병의 원인이 되기 위해서는 '코

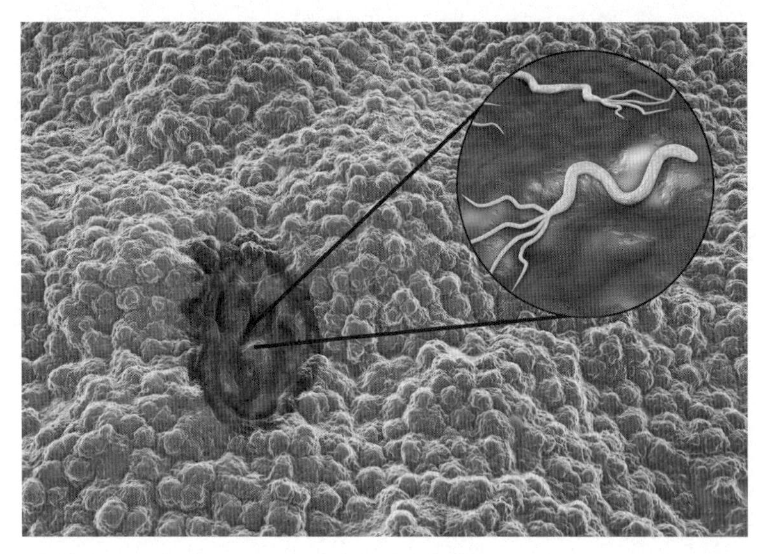

궤양이 생긴 위벽과 헬리코박터 파일로리를 3차원으로 그린 그림.

흐의 선결 요건'이라고 부르는 네 가지 조건, 즉 병든 조직에 그 균이 존재할 것, 이 균을 순수하게 배양할 것, 배양된 균을 동물에 주입해 같은 병을 만들 것, 마지막으로 병든 조직에서 다시 같은 균을 발견할 것을 만족해야 한다. 마셜은 동물 대신 자신을 실험 대상으로 삼아 이를 알아보려 했다.

1985년 4월 15일자 《오스트레일리아 의학 저널(*Medical Journal of Australia*)》에 실린 논문에 따르면, 균을 마신 후 마셜에게 약간의 위염 증세가 나타났고, 10일 후의 조직 검사 소견에서 많은 균이 확인되었다. 그는 이를 근거로 자신의 균이 선결 요건을 모두 만족했다고 주장했다. 그러나 의학계에서는 이 실험이 오직 한 사람을 대상으로 이루어졌으며, 그도 논문의 당사자라는 점, 궤양이 생기지 않았다는 점, 치료도 없이 2주 만에 나았다는 점을 들어 저자의 주장을 받아들이지 않았다. (마셜 자신도 1995년에 이 실험이 코흐의 요건을 만족하지 못했다고 시인했다.)

의학계가 이 균을 소화성 궤양의 원인으로 인정한 것은 인체 실험 때문이 아니라 궤양이 항생제로 낫는다는 사실이 확인되었기 때문이었다. 위산 분비 억제제만으로 치료한 경우에는 50~95퍼센트의 환자에서 궤양이 재발하는데, 항생제를 같이 사용하면 재발률이 5~10퍼센트로 떨어진다는 것이 1992년에 끝난 임상 시험으로 밝혀졌던 것이다. 1994년까지 셋 이상의 임상 시험이 동일한 결과를 보이자, 미국 국립 보건원(National Institutes of Health, NIH)은 소화성 궤양 치료에 항생제를 사용하도록 권고했다.

한편, 마셜의 주장이 인정되기까지 많은 시간이 걸린 이유에 의사들이 강산성인 위 속에 균이 존재한다는 사실을 믿지 않았기 때문이라는 이야기가 있다. 그러나 이런 신화는 대부분 언론이 만든 것이다. 위 속에 균이 존재한다는 것은 19세기에 이미 보고되어 1938년에는 확인된 사실이었다. 어찌 보면 마셜 본인도 신화 창조에 상당 부분 기여했다. 그는 자신의 발견으로 위산 억제제를 만드는 제약 회사의 주식이 폭락했다며, 진실을 덮으려는 '기득권 세력' 때문에 힘들다는 인터뷰를 하기도 했다. 실패로 끝난 페텐코퍼의 흉내도 이 신화를 구성하는 극적인 요소 중 하나로 작용했다.

오늘날 헬리코박터는 소화성 궤양과 위암의 원인으로 알려져 있다. 그런데 최근에는 이 균이 오히려 역류성 식도염이나 식도암을 예방하며, 서구에서 근래 식도암이 증가하는 경향을 보이는 것은 이 세균을 없앴기 때문이라는 학설도 나오고 있다. 그러나 그렇다고 하더라도 위암이나 소화성 궤양이 더 흔한 질병이기 때문에, 현재로서는 이 균을 없애는 편이 이롭다는 것이 정설이다.

15장

죽음의 치과 의사

에이즈와 의료 윤리

킴벌리 버갈리스(Kimberly Bergalis, 1968~1991년)는 1968년 미국 펜실베이니아 주의 엄격한 가톨릭교도 가정에서 태어나 플로리다에서 자랐다. 아버지는 시의 재무 담당관이었고, 어머니는 간호사였다. 그녀는 고등학교를 우수한 성적으로 마치고 플로리다 주립 대학교에 입학해 재정학을 전공했다. 그녀는 대학에서 2명의 남자 친구를 사귀었으나, 처녀였다.

1987년, 그녀는 치과에서 어금니 2개를 뽑는 치료를 받았다. 15개월 후인 1989년 3월, 그녀는 에이즈 감염의 초기 증상인 인후염, 편도선 궤양, 그리고 구강 칸디다증(칸디다 곰팡이(*Candida albicans*)로 생기는 병)이 생겨 검사를 받았지만, 결과가 확실하지 않았다. 그해 여름 그녀는 대학을 졸업했다. 다음 해, 성관계를 가진 적도, 마약을 주사한 일도, 수혈을 받은 적도 없는 그녀는 에이즈 바이러스 양성 판정을 받았다.

보건 당국은 조사를 시작했고 그녀의 어머니는 치과 의사가 병을 옮겼을지도 모른다고 주장했다. 1990년 봄, 조사관들은 치과 의사 데이비드 아서(David Acer, 1949~1990년)를 면담했다. 면담 직후, 아서는 곧 변호사와 상담했고 다시는 면담에 응하지 않았다. 치과 조수들은 그가 친절하고 점잖은 사람이었으며, 일부러 환자를 감염시킬 사람이 결코 아니라고 말했다. 그러나 조수 중 몇 명은 그가 자기 입 안의 상처에 사용한 흡입 튜브를 멸균하지 않은 채 환자에게 사용했다고 증언했다.

《뉴욕 타임스(*New York Times*)》에 따르면 아서는 1986년 가명으로 진찰을 받고 자신이 에이즈 바이러스에 감염되었다는 사실을 알았다. 그는 주치의에게 지난 10년간 150명 정도와 성관계를 맺었고, 같은 기간 동안 에이즈 바이러스에 감염됐을지도 모르는 환자 10명 정도를 치료했다고 밝혔다. 그는 1989년 7월까지 치과 진료를 계속하다 건강이 악화되자 병원과 장비를 팔아치우고 고향으로 은퇴했다. 1990년 9월 4일, 40세의 치과 의사는 에이즈로 사망했다. 1991년 12월 8일 킴벌리 역시 에이즈로 사망했다. 23세였다.

1993년, 같은 치과의 환자 중에서 여섯 번째 에이즈 바이러스 감염자가 발견되었다. DNA검사로 이 역시 아서가 감염의 원인인 것이 확인되었다. 또다시 그가 고의로 환자를 감염시켰던 것이 아닌가 하는 의문이 제기되었다. 이 사건 외에는 치과 의사의 진료를 받은 뒤 환자가 에이즈에 감염된 경우는 전무후무했다. 조사관들은 백방으로 알아보았으나 성과가 없었다. 의료 전문 기자들에 의하면 아서 사건은 "역학사상 가장 불가사의한 사건 중 하나"였다. 당국의 조사 책임자는 다음과 같이 회고했다.

> 모든 자료는 그 치과에서 무언가 기묘한 일이 일어났다는 사실을 가리키고 있었다. 아서의 환자 중에만 이렇게 많은 감염자가 있고 다른 곳에서는 전혀 그런 일이 없다는 것은, 이것이 살인이라는 가설을 지지하는 소견이었지만 증거가 없었다. 아서에게 자신이 한 짓을 들었거나 또는 그가 한 짓을 목격한, 결정적인 그 누군가가 나타나기 전에는 이 수수께끼를 풀 방도가 없다.

결국 사건의 진상은 밝혀지지 않았다. 그러나 이를 계기로, 모든 의료 종사자는 자신이 에이즈에 걸렸는지를 검사하고 그 결과를 공표해야 한다는 법안이 미국 의회에 제출되었으나 통과되지는 않았다. 대신, 미국 의사 협회와 미국 치과 의사 협회는 에이즈에 감염된 회원이 침습적인 치료(환자에게 상처를 내거나 약간의 피해를 입히게 되는 수단을 동반하는 치료)를 되도록 시도하지 말 것이며, 시도할 경우에는 자신의 감염 사실을 환자에게 알릴 것을 권고하는 실천 방안을 제정했다.

2부

이상한 약

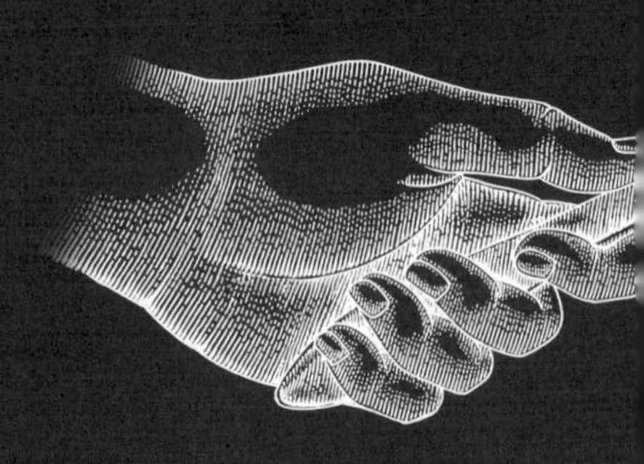

영국이 인도를 식민지로 만드는 데 기여한 결정적 사건이 남아메리카에서 기나나무 묘목을 빼돌려 키니네 국산화에 성공한 것이었다고 주장하는 학자도 있을 만큼, 19세기의 식민지 경영에 말라리아는 크나큰 장애물이었다. 그런데 키니네의 생산과 공급이 원활해지자 식민지 유럽 인사이에는 조금 엉뚱하게도 말라리아를 예방한다면서 키니네를 물에 타서 마시는 유행이 일었다. ― 「술도 마시고, 말라리아도 예방하고」에서

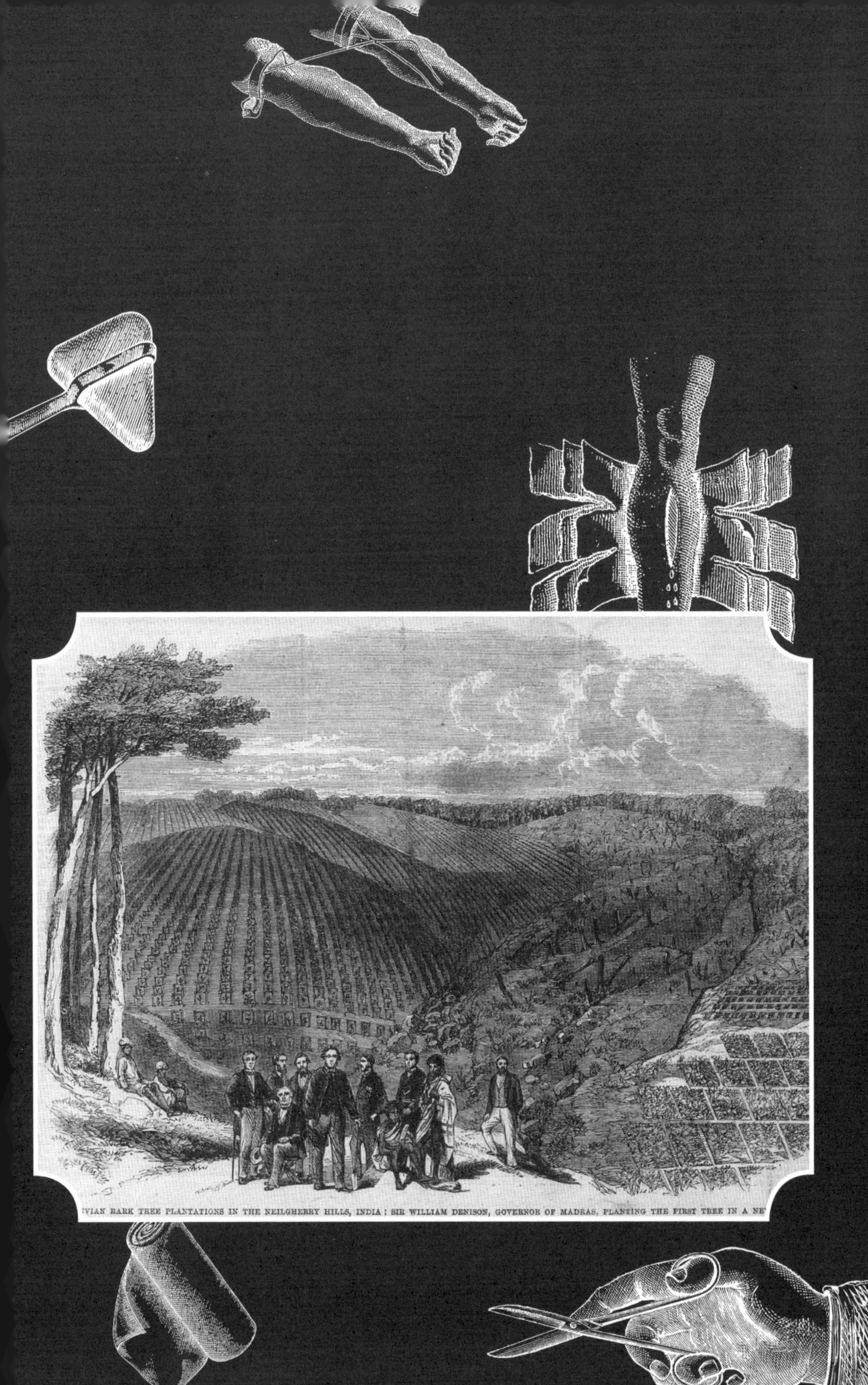
VIAN BARK TREE PLANTATIONS IN THE NEILGHERRY HILLS, INDIA: SIR WILLIAM DENISON, GOVERNOR OF MADRAS, PLANTING THE FIRST TREE IN A NE

16장

잘 마시면 약이 된다?

알코올

인류의 가장 오래된 술은 맥주와 와인으로 추측되고 있다. 고대 이집트는 노동자에게 보수로 빵과 맥주를 지급했으며, 죽은 사람이 사후 세계에서 마실 수 있도록 무덤에 맥주를 같이 묻었다. 술은 약으로도 쓰였는데 기원전 1600년경의 파피루스에 따르면 맥주가 들어간 처방이 100여 가지 존재했다. 와인 역시 오래전부터 병 치료에 사용되었다. 갈레노스가 시작한 포도주 처방은 중세에까지 널리 쓰였으며 그 중에서도 피의 색깔과 같은 적포도주는 인체의 습기와 열기를 보충하기 위해 애용되었다.

순수 알코올, 즉 주정의 제조법이 아라비아에서 전파된 13세기부터 유럽의 몇몇 의사는 이를 만들어 약으로 쓰고 있었다. 그러나 주정의 제조법이 일반에 알려진 16세기 이후 각지에서 진, 브랜디, 위

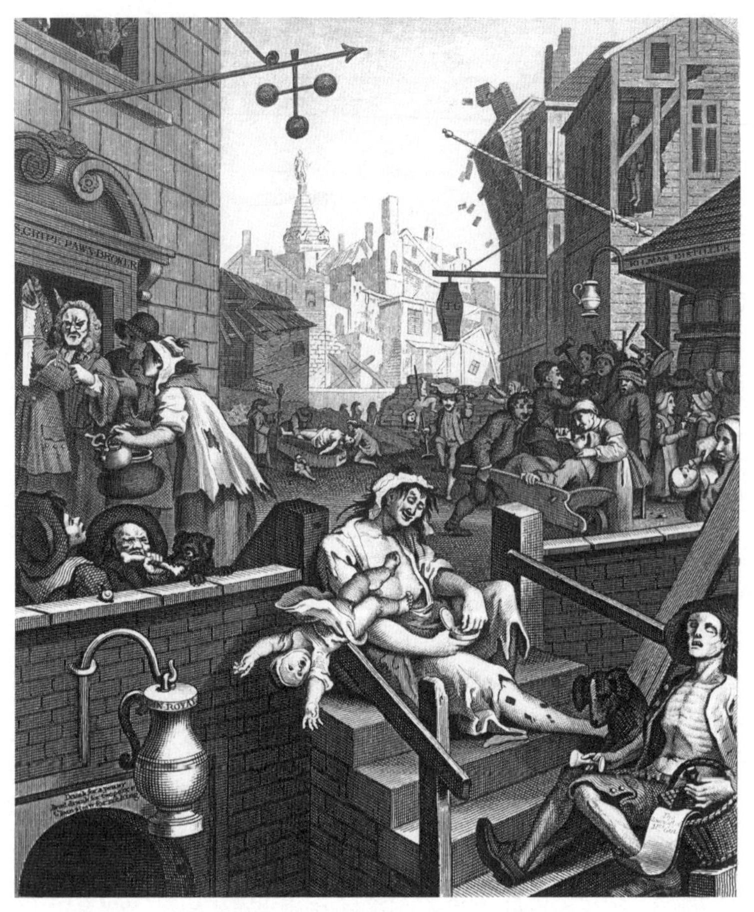

사회 전체에 술을 마시는 문화가 만연했던 18세기 영국의 '진 거리'.

스키 등 알코올 도수가 높고 값이 싼 증류주가 속속 등장했다. 증류주는 여러 가지 부작용을 가져왔는데, 사람들은 언제나처럼 인민이 독한 술로 타락한 원인을 남의 나라 탓으로 돌렸다. 프랑스 인은 주정

제조법을 가르친 것이 이탈리아 인이라고 비난했으며 독일인들은 프랑스 인에게 같은 말을 했다. 영국 사람들은 16세기 유럽에 전쟁을 하러 갔던 병사들이 네덜란드에서 증류주인 진을 가지고 돌아왔다고 주장한다. 어쨌거나 19세기가 되자 음주는 사람의 건강을 해치는 중대 요인으로 떠오르게 되었다.

의학에서 알코올 의존성 때문에 생기는 건강상의 문제를 지적하고 '알코올 중독(alcoholism)'이란 표현을 최초로 사용한 사람은 스웨덴의 마그누스 후스(Magnus Huss, 1807~1890년)였다. 젊어서 군의로 근무할 때 월급의 일부로 브랜디가 지급되는 것이 몹시 못마땅했던 그는 음주 때문에 생기는 장애를 관찰해 1849년 만성 알코올 중독에 관한 유명한 논문을 발표했다. 덕분에 의사들은 알코올이 신체에 어떠한 해를 끼치는지 알게 되었지만, 아직 알코올 도수가 높은 술만이 문제라고 생각했다. 유럽 의사들은 19세기 말까지 와인이나 맥주, 사과주 등의 발효주를 건강 음료로 인정하고 있었다. 1890년경 몇몇 의사가 와인도 많이 마시면 해롭다고 주장했을 때도 다른 의사들은 혈액과 색깔이 다른 백포도주만 그렇다고 믿었다.

이런 관념에 종지부를 찍은 것은 제1차 세계 대전이었다. 징병 때문에 유럽의 성인 남자 거의 전원에 대한 신체 검사가 이루어지자 적포도주를 옹호하던 의사도 명백한 사실 앞에 굴복할 수밖에 없었다. 소위 '건강 음료'만 마신 사람에게서도 알코올에 의한 손상이 발견됨으로써, 술의 종류보다는 섭취한 에탄올의 양이 문제라는, 지금 보면 매우 단순한 의학적 사실이 드디어 확인되었던 것이다.

현대에는 의학의 발전과 영양 상태의 개선으로 알코올 중독의 형태도 달라졌다. 과거의 영양 실조나 폐렴, 결핵 대신 심근 경색, 췌장염, 고혈압, 당뇨병, 정신 장애 등이 새로운 문제로 대두되고 있다.

17장

고대 로마의 만병통치약

테리아카

서양의 오래된 만병통치약으로 '테리아카(theriaca)'가 있다. 그 어원은 그리스 어로 야수를 뜻하는 단어, therion에서 파생된 '짐승에 물렸을 때 효과가 있다.'라는 뜻이었으며, 애초에는 뱀, 거미, 전갈, 광견처럼 독이 있는 짐승에게 물렸을 때 쓰는 해독약을 일컫는 단어였다. 그러다 점차 모든 독에 잘 듣는 해독약으로, 더 세월이 흐르자 아예 만병통치약으로 뜻이 변해 갔다.

이 약을 처음으로 만든 사람은 소아시아의 왕 미트라다테스 6세(Mithradates VI, 기원전 135~63년)라고 한다. 미트라다테스는 독살을 피하기 위해 어려서부터 많은 독을 조금씩 양을 늘려 가며 복용했기에 로마의 폼페이우스(Pompeius, 기원전 106~48년)에게 패한 후 듣는 독약이 없어 칼로 자결해야 했다는 전설적인 인물이다. 로마의 저술가 대(大)플리

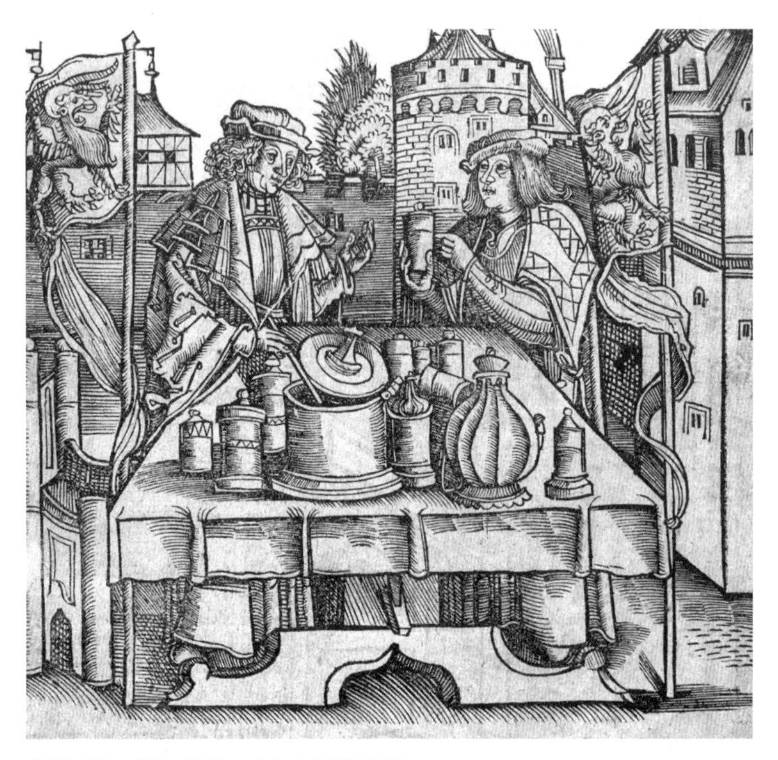

테리아카를 조제하는 의사와 조제사. 15세기의 목판화.

니우스(Gaius Plinius Secundus, 23~79년)는 이 왕이 스스로 다양한 독을 시험했으며 각종 해독제를 발명했다고 기록하고 있다.

테리아카가 만병통치약이 된 것은 고대 로마가 독약이 번창했던 나라였던 탓이 컸다. 로마의 의사는 자살을 원하는 고객에게 흔쾌히 독약을 처방해 주었고, 많은 정치가가 전문가를 고용해 틈만 나면 정적을 독살하려 들었다. 독을 검사하기 위해 미리 음식을 시식하는 직업도 생겼는데, 이런 사람들이 조합을 결성했을 정도로 그 수가 많았다. 덕분에 소아시아에서 수입된 해독제 테리아카는 시민의 상비약으로서 지위를 굳혔고, 얼마 지나지 않아 모든 병에 다 잘 듣는 약으로 알려지게 되었다.

테리아카에는 아편이 공통적으로 들어 있었다고 하는데(현대 의학의 관점에서는 이것만이 유일하게 효과가 있는 물질이다.) 독사의 비늘이나 혈액 같이 세상의 각종 독과 관계가 있는 물질을 시작으로 말린 비버 콩팥, 사프란, 고무나무 수지 등 40~70종류에 이르는 기괴한 재료가 이 신비한 약의 위약 효과를 높였다. 유럽의 도시마다 각자의 방식으로 만든 테리아카가 있었으며 특히 베네치아와 볼로냐가 유명했다. 성분과 제조법은 물론 절대 비밀이었다.

독을 물리치기 위해 그 독과 관련된 동물 조직 일부와 신비하고 구하기 어려운 특별한 재료를 쓴다는, 소박한 상상력에서 비롯한 이 약은 모든 질병을 한 번의 투약으로 간단히 고칠 수 있기를 갈망하는 인류의 순진한 소망에 힘입어 일세를 풍미했다. 중세에서 르네상스 이후까지 테리아카는 이집트 미라의 가루, 소의 위 속에 생기는 돌인 우황, 전설의 동물인 일각수의 뿔과 더불어 손꼽히던 만병통치약이었다.

그러나 19세기까지도 서양 약국에 진열되던 이 약은 '통계학적으로 검증되지 않은' 수많은 치료법의 몰락과 함께 사람들의 기억 속에서 사라져 갔다.

18장

다이아몬드보다 비쌌던 돌

베조아

19세기 전반 종래의 치료법에 대한 통계학적 검증이 시작되기 전까지 서양 의사는 거의 모든 병에 대해 피를 뽑는 처치를 하거나, 토제(吐劑, 토하게 하는 약) 또는 하제(下劑, 설사를 유발하는 약)를 처방했다. 동양의 음양오행설과 비슷한 서양의 전통 의학 이론인 체액설에서는 몸속에 존재하는 액체끼리의 균형이 중요했기 때문이다.

나름 논리정연한 이론으로 뒷받침된, 의학교에서 가르치는 이런 정통파 치료법 외에 민간에서 전해 내려오는 비방도 있었다. 예를 들면 중세 의사이자 예언자로 유명한 미셸 드 노스트라다무스(Michel de Nostredame, 1503~1566년)가 즐겨 처방하던 정력제는 코뿔소의 뿔 가루가 주요 성분이었다. 후일 아프리카 코뿔소를 비롯한 외뿔 짐승, 심지어는 외뿔고래(*Monodon monoceros*)마저 남획으로 멸종 위기에 처하게 된 단초를 그가 제공했던 것이다. 그러나 아무래도 서양 민간 요법에서 가장 광범위하게 인기를 끌었던 약재는 서양의 우황이라고 할 수 있는 '베조아(bezoar)'였다.

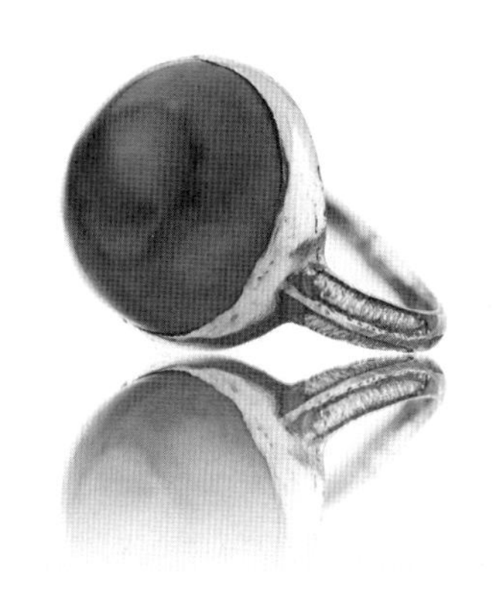

스웨덴 칼 10세(karl X, 1622~1660년)의 왕비였던 헤드버그 엘레오노라(Hedvig Eleonora, 1636~1715년)가 착용했던 베조아 반지.

우황은 소의 담낭이나 담관에 생기는 담석으로 주성분이 콜레스테롤이며, 예로부터 동양에서 한약재로 쓰여 왔다. 베조아는 염소나 소 같은 반추 동물의 위에서 발견되는 단단한 물질로 식물성 섬유나 모발 등으로 이루어지며, 위석이라 불린다. 베조아의 어원은 '해독제'라는 뜻의 페르시아 어, pad-zahr이지만 서양에서는 해독제뿐 아니라 만병통치약으로 통했다. 중세 아랍 의사들이 유럽에 퍼트린 이 만병통치약은 수백 년 동안 서양 민간 요법에서 최고의 지위를 누렸다.

베조아는 원래 시리아산 염소의 네 번째 위에서 나온 것을 상품으로 쳤지만, 신대륙 발견 이후인 16세기부터는 페루에 서식하는 라마의 위에서 나온 것을 가장 고급으로 쳤다. 또 단면에 많은 동심원이 있을수록 비쌌는데, 그 이유는 만들어지기까지 많은 세월을 필요로 하기 때문이었다. 무게당 가격이 다이아몬드보다 비쌌다는 이 돌은 조금씩 갈아서 복용하기도 했지만, 아픈 신체 부위를 문지르기만 해도 병이 낫는다고 알려져 부자들이 비상용으로 휴대하고 다녔다. 이와 관련해서는 르네상스의 명의였던 앙브루아즈 파레(Ambroise Paré, 1510~1590년)가 자신이 가진 베조아의 효과를 맹신하는 프랑스의 샤를 9세(Charles IX, 1550~1574년)를 설득한 이야기가 유명하다.

> 베조아의 효과를 믿지 않는 파레가 그 돌의 힘을 시험해 보자고 권하자 왕은 동의했다. 왕의 주방에서 은그릇을 훔치다 잡혀서 사형이 확정된 요리사가 실험 대상이 되었다. 교수형을 당하든지 아니면 독을 먹은 후 왕이 가지고 있는 베조아로 치료를 받든지 둘 하나를 선택하도록 강요당한 요리사는 두말없이 후자를 선택했다. 약사가 매우 강력한 독약인 염화수은(mercury chloride)을 처방하자 요리사는 이를 마신 다음 왕의 베조아를 복용했지만 극심한 고통에 시달리다 숨을 거두었다. 숨이 끊어지기까지 약 7시간 동안 그는 이렇게 고통스러울 바에야 차라리 교수형을 택할 것을 그랬다며 울부짖었다. 파레는 예상했던 결과에 만족했고, 시체에서 회수한 베조아를 검시 결과와 함께 왕에게 바쳤다. 실망한 왕은 베조아를 태워 버렸다.

이런 사건 이후에도 베조아에 대한 맹신은 크게 달라지지 않았다. 18세기까지는 유럽 왕실에서도 베조아가 만병통치약, 특히 독살을 방지하는 치료약으로 통했다. 그래서 왕의 병상 옆이나 음료수 잔에는 갖가지 보석으로 치장된 베조아가 달려 있게 마련이었다. 어찌 보면 당연한 일이지만 전성기의 대영 제국을 통치했던 여왕 엘리자베스 1세(Elizabeth I, 1533~1603년)의 왕관에도 황금으로 치장한 베조아가 장식되어 있었다. 필자의 생각으로는 이것이 아마도 역사상 가장 귀한 대접을 받은 만병통치약 같다.[1)]

19장

19세기 파리의 필수품

아산화질소

산소를 발견했던 신학자 겸 역사가 조지프 프리스틀리(Joseph Priestley, 1733~1804년)는 1772년에 아산화질소(nitrous oxide)라는 기체를 발견했다. 나중에 밝혀진 사실이지만, 이 기체를 흡입하면 까닭 없이 즐거워지고 물체에 부딪히거나 땅바닥에 굴러도 웃음이 나왔기 때문에 사람들은 이 기체를 웃음 기체, 즉 '소기(笑氣)'라고 불렀다. 누구라도 약간의 화학 지식과 실험 장치만 갖추면 어렵지 않게 소기를 생산할 수 있었고 환각제에 대한 규제가 없었을 때였으므로 소기 흡입 놀이는 19세기 초 크게 유행했다. 1830년대 유럽이나 미국의 시인이나 예술가, 보통 대학생은 (극소수의 모범생을 제외한다면) 대부분 소기를 흡입하는 파티의 경험이 있었을 정도였다.

미국에 소기를 이용한 흥행 사업이 등장한 것은 이즈음이었

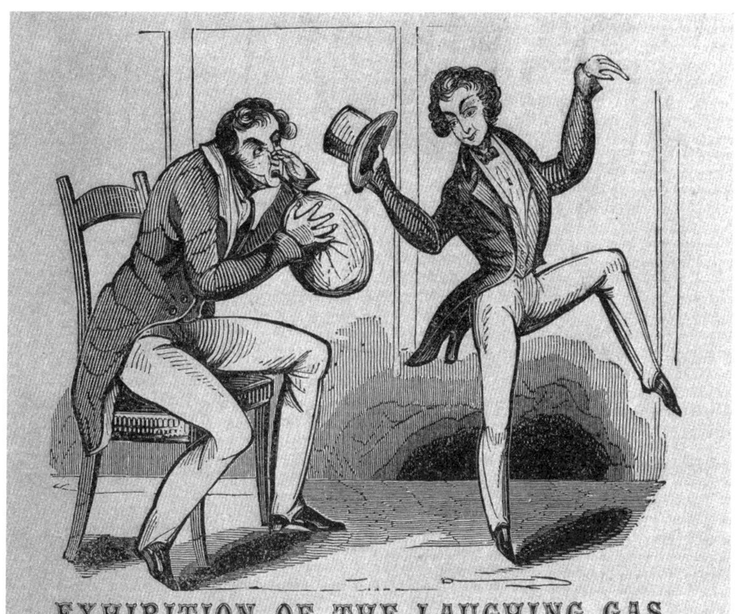
EXHIBITION OF THE LAUGHING GAS.
THE Nitrous Oxide, or Laughing Gas, was discovered by Dr. Priestly, who produced it by abstracting a part of the Oxygen from the Nitric Oxide. It is composed of equivalent parts of Oxygen and Nitrogen. Before the time of Sir Humphry Davy, it was considered irrespirable: but by some very interesting experiments, he proved this opinion to be incorrect; he also wrote a work, entitled, "Researches on the Nitrous Oxide." It is named Laughing Gas on account of the very exhilarating emotions produced in those who respire it for a short time: laughing, dancing, jumping, acting, reciting, and (last but not least) fighting are amongst the prominent effects displayed by persons under its influence. The Febrile Miasma depresses and terrifies the mind as much as the Nitrous Oxide raises and enlivens it. The easiest way of making it is to dissolve Crystals of the Nitrate of Ammonia in a retort, over a strong flame; after the atmospheric air has passed away, the Gas will be given off in great abundance, and may be collected in bladders, or a gasometer, for use. Sulphur, Phosphorus, red hot Charcoal, or a Taper, will burn with great brilliance when immersed in Nitrous Oxide.

소기 기체 공연을 알리는 광고지.

다. 새뮤얼 콜트(Samuel Colt, 1814~1862년)는 1833년에 기체로 환각 상태에 빠진 사람들의 우스꽝스러운 모습을 보여 준 후 원하는 관객에게도 기체를 마시게 해 주는 공연으로 돈을 벌었다. 그는 이 돈으로 자신의 새 권총, 즉 탄창이 돌아가게 설계한 리볼버 권총의 특허권을 얻었다. (그 후 콜트가 자신의 이름을 붙인 회사는 세계 굴지의 총기 회사가 된다.) 1844년에는 의과 대학을 휴학한 가드너 콜턴(Gardner Colton, 1814~1898년)이라는 학생이 등록금을 마련하기 위해 브로드웨이의 극장을 빌려서 소기 기체 쇼를 실연해 대성공을 거두었다. 이 손쉬운 돈벌이에 맛을 들인 그는 학업도 포기한 채 미국 동부 전역을 순회하는 공연에 나섰다.

1844년 12월, 미국 코네티컷 주 하트퍼드에서 열린 콜턴의 쇼를 보러 온 사람 중에 치과 의사 호러스 웰스(Horace Wells, 1815~1848년) 부부가 있었다. 쇼에 자원해 소기를 흡입한 후 넘어져서 피가 나도록 무릎을 다친 동네 사람 사무엘 쿨리(Samuel A. Cooley)가 전혀 고통을 느끼지 않는 것에 감명받은 웰스는 흡입 마취를 생각해 냈다. 발명가 기질을 타고났던 그는 다음 날 콜턴에게 소기를 얻어 실험해 보기로 했다. 그는 평소 말썽을 부리던 자신의 충치를, 제자였던 존 릭스(John Riggs, 1811~1885년)를 시켜서 세계 최초로 통증 없이 뽑는 데 성공했다. 이 소문은 금방 퍼졌고 하트퍼드에서는 소기 마취를 받고 이를 뽑은 사람이 1개월 만에 수십 명에 이르렀다.

1845년 1월 웰스는 미국 최고의 권위자였던 하버드 대학교 외과 교수 존 워런(John Warren, 1778~1856년)에게 부탁해 소기를 수술에 써 보기로 했다. 그런데 수술하기로 했던 환자가 예정된 시각에 병원에 나타나지 않았다. 실험은 어떤 학생의 이를 뽑는 것으로 대체되었고, 발치 도중 환자가 비명 소리를 냈다. 환자는 나중에 아파서 소리를 낸 것은 아니라고 증언했으나 억울하게도 웰스는 사기꾼이라는 학계의 비난을 뒤로한 채 총총히 귀향해야만 했다.

몽상가 기질이 다분했던 웰스는 그 후에도 손대는 사업마다 실패를 거듭했고, 말년에는 클로로포름(chloroform) 마취를 연구하다 중독이 되고 말았다. 그러던 1848년 1월의 어느 날, 그는 클로로포름 환각 상태에서 매춘부 2명에게 황산을 끼얹은 혐의로 경찰에 체포되었다. 정신이 든 뒤 엄청나게 불명예스러운 일을 저질렀다는 사실을 깨달은 웰스는 크게 상심했다. 수일 후 그는 감옥에서 클로로포름을 적신 손수건으로 입을 막은 채 자신의 넙다리동맥을 끊어 생을 마감했다.

인류가 최초로 도입한 마취제인 아산화질소는 마취 효과는 약하지만, 부작용이 적다는 장점을 살려 오늘날까지 보조적인 흡입 마취제로 사용되고 있다.

20장

약인 줄 알았더니

아편에서 헤로인까지

19세기 중반부터 근 반세기에 걸쳐 지속된 미국 서부 개척 시대의 대표적인 마약은 아편이었다. 서부에서는 아편을 구하기가 비교적 수월했는데 철도 공사를 위해 이민 온 중국 노동자가 주된 공급원이었다. 서부 영화에는 먼지를 휘날리며 수백 킬로미터나 소 떼를 몰고 온 카우보이들이 피로를 풀기 위해 지친 몸을 이끌고 살롱에서 위스키를 한잔 걸치는 장면이 흔하다. 그러나 실제로는 어두컴컴한 여관방에서 접대부와 아편을 피우며 며칠씩 몽롱한 상태로 뒹구는 카우보이가 훨씬 많았던 것 같다.

1811년, 독일의 약리학자 프리드리히 제르튀르너(Friedrich Sertürner, 1783~1841년)는 아편에서 환각 성분을 순수하게 분리하는 데 성공했다. 의학 역사상 최초로 순수하게 분리된 이 약품은 반응성이 매우 강했기 때문에 그리스 신화의 꿈의 신, 모르페우스를 따 모르핀(morphine)이라는 이름이 붙었다. 현대 학자들은 이 사건을 의학이 과학으로 진화하는 결정적 계기가 되었다고 평가한다. 약을 순수한 성분으로 사용함으로써 약물 연구나 약효의 검증이 가능해졌기 때문이다. 모르핀은 처음에는 진통제로 쓰였으며 아편 중독 치료에도 사용되었다. 몇몇 의사는 알코올 중독 치료에도 이 약을 사용했는데 알코올이 몸에 더 해롭고 반사회적 성격을 촉발할 가능성이 높다고 생각해서였다.

유럽과 약간의 시차를 두고 미국에 소개된 모르핀은 남북 전쟁에서 외과용 마취제로 사용되었고 부상에서 회복되지 않은 군인이 진통제로 가지고 귀향함으로써 전국에 퍼져 나갔다. 결과적으로 남북 전쟁이 끝날 무렵에는 40만 명이 넘는 미국인이 '군대병(soldier's disease, 군인병이라고 하기도 한다.)', 즉 모르핀 중독에 걸려 있었다. 당시 아편을 알코올에 녹인 로다눔(laudanum)이라는 약은 오늘날의 타이레놀보다 많이 쓰이던 가정상비약이었고, 모르핀은 알코올 중독부터 암, 우울증, 무력증, 기침, 감기, 설사, 폐결핵, 심지어는 노인병마저도 고치는 만병통치약으로 알려져 있었다. 더구나 약국이나 우편 주문으로 아무나 모르핀을 손쉽게 구입할 수 있었으므로 중독자는 기하급수적으로 늘어 갔다.

1898년에는 아스피린으로 유명한 독일 바이엘 사에서 생산한 합성 모르핀, 헤로인(heroin)이 미국에 수입되었다. 드디어 안전하고 중독성이 없는 약이 나왔다고 믿은 의사들이 모르핀 중독 치료용으로

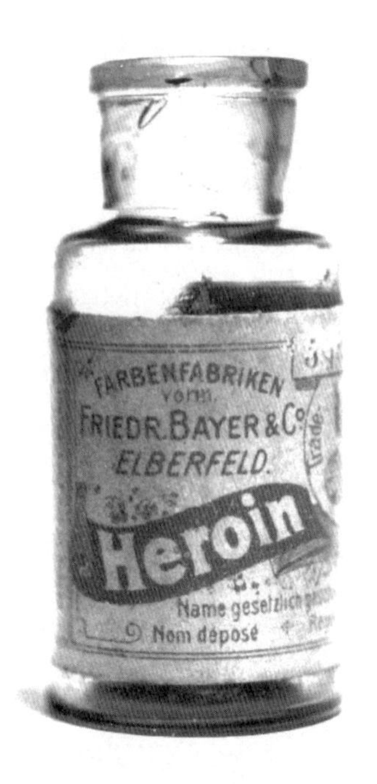

1920년대 미국에 판매되었던 바이엘 사의 헤로인 주사용제.

이 약을 사용하자 이번에는 헤로인 중독자가 생겨나기 시작했다. 엎친 데 덮친 격으로 이 시기에 발명된 피하 주사기가 모르핀이나 헤로인 또는 코카인(cocaine)과 함께 유명 회사의 가정용 응급 처치 세트로 판매되면서 새로운 중독자 양성에 결정적인 역할을 하고 말았다.

사태의 심각성을 깨달은 미국 정부는 1906년에 판매되는 약의 정확한 성분 표기를 법률로 의무화했다. 각 주에서는 아편 수입을 금지하는 법률이 제정되었고 1914년에 해리슨 마약법(Harrison Narcotics Tax Act of 1914)으로 의사의 처방 없이는 마약 소지가 금지되었다. 그러나 때는 늦어서 이미 헤로인 시장이 미국에 형성되어 버린 다음의 일이었다. 1925년까지 미국에는 약 20만 명의 헤로인 중독자가 생겨났고 이 시장은 현재까지 유지되고 있다.

21장

술도 마시고, 말라리아도 예방하고

진 토닉

어떤 술에 다른 술이나 과즙 또는 탄산 음료 등을 섞어서 만든 혼합주를 '칵테일'이라 한다. 미국이 금주법을 시행하던 1919년과 1933년 사이의 시기에 몰래 제조되던 밀주들이 너무 독하거나 맛이 깨끗하지 않아서 할 수 없이 다른 재료를 섞어 마시던 전통이 문화로 정착하게 되었다는 설도 있지만, 그보다 앞서 생겨난 칵테일도 존재한다. 그중 하나가 말라리아 약으로 쓰이던 키니네(kinine)가 든 '진 토닉(Gin Tonic)'이다.

아메리카 원주민이 기나나무(*Cinchona*) 껍질에서 추출해 일찍이 열병 치료에 사용했던 키니네가 서양에 도입된 것은 콜럼버스 이후의 일로, 원산지인 남아메리카를 식민지로 두었던 스페인은 수백 년 동안 이를 독점해 큰돈을 벌었다. 19세기 초 스페인에게서 독립한 페루와 볼리비아가 주요 수출품인 키니네 가격을 유지하기 위해 기나나무 묘목의 반출을 법으로 금지할 정도로 키니네는 구하기 어려운 약재였다.

당시 세계를 무대로 활약했던 플랜트 헌터(plant hunter, 새로운 식물의 채집을 전문으로 했던 식물 사냥꾼)의 주요 목표 중 하나가 기나나무 묘목이었던 것도 식민지 경영 차 현지에 파견되는 자국민을 말라리아로부터 보호하기 위해 키니네를 국산화하려는 국가 간의 경쟁이 치열했기 때문이었다. 영국이 인도를 식민지로 만드는 데 기여한 결정적 사건이 남아메리카에서 기나나무 묘목을 빼돌려 키니네 국산화에 성공한 것이었다고 주장하는 학자도 있을 만큼, 19세기의 식민지 경영에 말라리아는 크나큰 장애물이었다.

그런데 키니네의 생산과 공급이 원활해지자 식민지 유럽 인 사이에는 조금 엉뚱하게도 말라리아를 예방한다면서 키니네를 물에 타서 마시는 유행이 일었다. 또 다른 한편으로는 인도에 주재하던 영국인들이 맛이 몹시 쓴 키니네를 그냥 물보다는 탄산수에 타고, 때로는 설탕도 넣어 마시기 시작했는데 사람들은 이것을 '토닉 워터(tonic water)'라고 불렀다. 그 후 누군가가 키니네의 쓴맛을 중화하기 위해 토닉 워터에 영국에서 가져온 독한 술인 진을 대량으로 타서 마시기 시작했는데, 이 조합이 순식간에 인도에서 크게 유행하더니 영국 본토에까지 전해져 진 토닉이라는 칵테일이 되었다.

원래 토닉이라는 단어는 건강에 꼭 필요하다는 뜻을 포함하고 있는데 이 이름 덕분에 더 많은 사람이 이 음료수를 마시게 되었을 것으로 추측된다. 한편 진은 원래 1660년경에 네덜란드 의사 프란시스쿠스 실비우스(Franciscus Sylvius, 1614~1672년)가 해열제로 썼다는 술인데, 이 약주는 말라리아로 인한 발열에는 아무런 효과가 없었지만 17세기 말에 영국으로 전해져 18세기에는 영국을 대표하는 술의 하나가 되어 있었다. 흥미롭게도 처음부터 의학과 관련이 있었던 두 가지, 키니네가 든 탄산수인 토닉 워터와 해열제로 쓰이던 진이 후일 말라리아를 매개로 합쳐져 전혀 새로운 차원의 칵테일로 다시 태어났던 것이다.

그렇다면 진 토닉을 마시면 말라리아가 예방된다는 말은 사실일까? 현대인이 마시는 토닉 워터는 키니네의 향과 맛만 살짝 나게 만든 것에서부터 진짜 키니네를 어느 정도 포함한 것까지 다양한 종류가 있다. 그러나 잘 알려진 바와 같이 말라리아는 모기를 매개로 원충이 감염되어 생기는 질병이다. 이론적으로는 말라리아 원충을 죽이는 키니네의 치료 효과를 어느 정도 기대할 수 있겠지만, 그러려면 키니네를 상당량 함유한 토닉 워터를 매일 1.8리터 이상 마셔야 한다. 보통 칵테일 바에서 내놓는 진 토닉으로는 약 10잔 이상 마셔야 된다는 계산이 나온다.

이처럼 말라리아의 예방이나 치료 자체에는 별 효과가 없었지만, 말라리아와의 묘한 인연 때문에 인도에서 발명된 진 토닉은 특유의 씁쓸하면서도 상쾌한 맛을 앞세워 오늘날 세계에서 가장 사랑받는 칵테일로 정착했다.

22장

독가스로 암을 고친다?

질소 겨자

1931년 11월 10일 저녁, 푸에르토리코 산후안에서 술에 취한 미국인 의사가 화를 내고 있었다. 파티가 끝나고 좀도둑에게 차를 털렸다는 사실을 알았기 때문이었다. 도둑은 타이어까지 펑크를 내 놓았다. 이 젊은 의사는 록펠러 재단의 후원으로 십이지장충에 의한 빈혈 연구차 현지에 와 있던 코넬리우스 로즈(Cornelius Rhoads, 1898~1959년)였다.

그는 실험실로 돌아가 본국의 친구에게 편지를 썼다. 현지인 연구원이 로즈의 책상에서 빼돌려 후일 문제가 된 이 편지의 내용은 다음과 같았다. "이 세상에서 가장 더럽고, 게으르고, 미개하고, 도둑 기질이 풍부한 인종……, 이 섬에 필요한 것은 예방 의학이 아니라 이 종족을 몽땅 휩쓸어 없애 버릴 큰 파도인 것 같네. 그래서 나는 암을 이식해서 8명을 이미 죽였고, 몇 명을 더 죽이려고 노력하는 중이라

네."

그로부터 10여 년 후, 제2차 세계 대전이 한창일 즈음 로즈는 미국의 화학전 부대 책임자가 되어 있었다. 독일과 일본의 화학 무기에 대항할 물질과 해독제를 개발하는 것이 주요 임무였다. 그러나 역설적이게도 그의 부대가 전쟁 기간 중 거둔 가장 큰 성공은 화학 무기의 일종인 질소 겨자(nitrogen mustard)에 항암 효과가 있다는 사실을 밝힌 것이었다.

그 연구는 로즈가 지휘하는 과제에 참여한 예일 의과 대학의 앨프리드 길먼(Alfred Gilman, 1908~1984년)과 루이스 굿맨(Louis Goodman, 1906~2000년)에 의해 이루어졌다. (두 사람은 후일 세계적으로 널리 쓰인 약리학 교과서 『치료의 약리학적 기초(*Pharmacological Basis of Theraputics*)』를 집필했다.) 이들이 피부의 물집과 심한 결막염을 유발하는 것으로만 알려졌던 질소 겨자를 항암제로 쓸 생각이 들게 한 것은 한 군의관의 보고서였다. 이탈리아 남부의 항구 바리에서 질소 겨자를 실은 미국 배가 독일군에게 침몰당했는데, 이 가스에 노출된 환자의 백혈구 수치가 3~4일 후에 급격히 감소하는 현상이 나타났다는 것이었다.

이 물질을 백혈구가 비정상적으로 증식하는 암에 치료용으로 사용할 수 있을 것이라고 생각한 굿맨과 길먼은 림프육종을 이식한 생쥐에 화합물 X(군사 기밀이었으므로 이렇게 불렀다.)를 2번 주사했다. 정말로 종양이 없어지는 것을 확인한 뒤, 48세의 말기 림프육종 환자가 실험 대상으로 정해졌다. 그는 심하게 부어오른 임파선 종양 때문

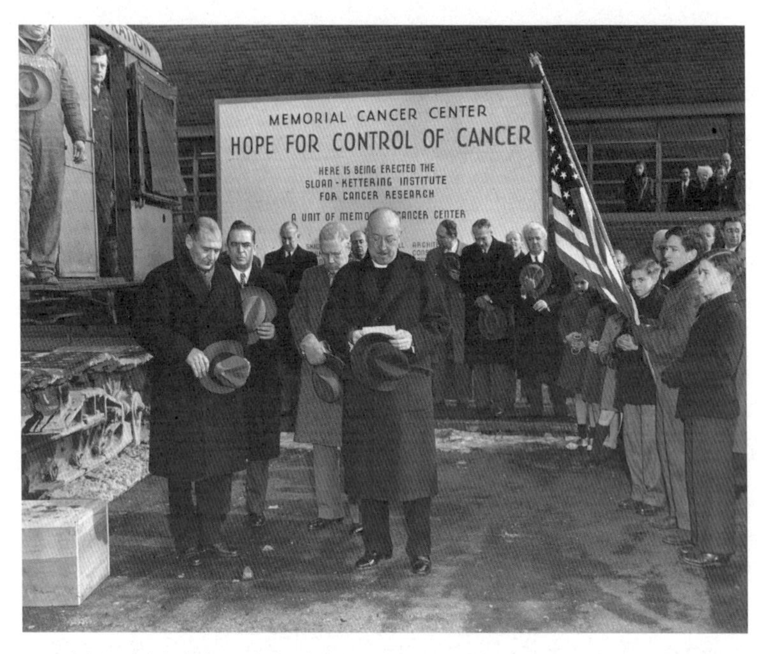
MEMORIAL CANCER CENTER
HOPE FOR CONTROL OF CANCER
HERE IS BEING ERECTED THE
SLOAN-KETTERING INSTITUTE
FOR CANCER RESEARCH

1946년 슬론-케터링 암 연구소의 기공식 사진. 중앙의 네 명 중 왼쪽에서 세 번째 사람이 코넬리우스 로즈이다.

에 음식을 씹거나 삼키지 못했고, 어깨 밑의 종양 때문에 팔을 내릴 수도 없는 상태였다. 화합물 X를 열흘간 주사하자 종양이 말끔히 사라졌다. 비록 암이 2개월 후에 재발했고, 그로부터 1개월이 지나 환자가 사망했지만 이는 분명 놀라운 발견이었다. 항암 효과를 가진 약물이 세계 최초로 개발되었던 것이다.

전쟁이 끝나 뉴욕 메모리얼 병원의 책임자가 된 로즈는 어렵게 양성한 화학전 전문가를 항암 치료 연구에 이용할 방도를 모색했다. 사업가 앨프리드 프리처드 슬론 주니어(Alfred Pritchard Sloan Jr.,

1875~1966년)와 찰스 케터링(Charles Kettering, 1876~1958년)을 설득해 '슬론-케터링 암 연구소(Sloan-Kettering Institute for Cancer Research)'를 설립하는 데 성공한 그는 왕년의 동료를 다시 불러 모았다. 당시 100개가 넘는 최신식 실험실을 갖추었던 이 연구소는 그의 수완에 힘입어 세계의 암 연구를 선도하는 시설로 발전했다. 1959년에 사망한 로즈는, 미국 암 연구 협회가 그의 업적을 기리기 위해 1979년 코넬리우스 로즈 기념상을 제정하고 매년 40세 이하의 유망한 암 연구자를 선정해 수여할 만큼 현대의 암 연구에 가장 큰 공헌을 한 인물 중 한 명으로 역사에 남았다.

그런데 다시 이야기의 처음으로 돌아가서, 2002년 이 상에 이의가 제기되었다. 70년 전 로즈가 쓴 편지를 보고 화가 난 푸에르토리코의 생물학 교수 에드윈 바스케스(Edwin Vázquez)가 상의 이름을 바꾸어 줄 것을 공식적으로 요구한 것이었다. 난처해진 미국 암 연구 협회는 예일 법과 대학의 야콥 '제이' 카츠(Jacob 'Jay' Katz, 1922~2008년)에게 사건의 재조사를 의뢰했다. 카츠는 로즈가 당시에 암을 이식해서 환자를 죽였다는 증거는 없지만, 그 편지만으로도 비난받아 마땅하며, 따라서 상에 그의 이름을 붙이는 것은 부적절하다는 결론을 내렸다. 로즈 기념상은 2003년에 사라졌다.

23장

노벨상 수상자의 이상한 믿음

비타민 C 요법과 진실 게임

비타민 C가 감기나 암의 예방에 좋다는 이야기가 인구에 회자되는 데는 노벨상을 2번이나 받은 과학자 라이너스 폴링(Linus Pauling, 1901~1994년)의 역할이 크다. 1954년에 노벨 화학상, 1962년에는 노벨 평화상을 받았던 폴링은 하루에 비타민 C를 1그램 이상 먹은 사람의 45퍼센트가 감기에 덜 걸린다는 주장을 담은 『비타민 C와 감기(*Vitamin C and the Common Cold*)』를 1970년에 내놓았다. 그 후 1976년에 발간한 개정판에서 그는 감기에 효과가 있으려면 더욱 많은 양을 먹어야 한다고 권하더니, 1979년에는 비타민 C가 암에도 듣는다고 주장하기에 이르렀다. 1986년에 발행한 다른 책에서는 다량의 비타민 C가 건강을 증진시키고 심장병이나 암에 좋은 것은 물론 노화 방지 효과도 있다고 했다. 이 책에서 그는 스스로 하루에 12그램을 먹는데 감기 증상이 나타나면 40그램까지도 먹는다고 밝혔다.

그의 책은 세계적으로 큰 반향을 일으켰다. 곧 이 주장을 확인하려는 임상 시험이 16개가 넘는 의료 기관에서 진행되었다. 그 결과 비타민 C를 대량으로 복용하면 감기에 덜 걸린다는 것은 사실이 아닌 것으로 밝혀졌다. 다만 일부 시험에서 감기의 증상이 좀 가볍게 지나가는 경향이 있는 것처럼 나타났으나 이 효과도 미국 국립 보건원(NIH)이 비타민 C와 가짜 약의 모양을 똑같이 만들어 시행한 임상 시험에서 차이가 없는 것으로 확인되었고 결국 감기에 대한 비타민 C의 효과는 흔히 말하는 '위약 효과(placebo effect)'로 결론이 났다.

1976년, 라이너스 폴링은 스코틀랜드의 이완 캐머런(Ewan Cameron, 1922~ 1991년)이라는 의사와 함께 하루에 10그램의 비타민 C를 복용한 말기 암 환자 100명의 수명이 복용하지 않은 대조군에 비해 3~4배 연장되었다고 발표해 또 하나의 물의를 일으켰다. 그러나 곧 미국 국립 암 센터(National Cancer Institute, NCI)가 이 연구는 환자 선정 방법 자체가 틀렸으므로 의미가 없다고 반박했다. 미국의 메이요 클리닉도 1979년, 1983년, 1985년 3회에 걸쳐 말기 암 환자를 대상으로 시험을 했지만 비타민 C가 가짜 약보다 나을 것이 없다는 결론을 내렸다.[1)]

폴링은 비타민 C에 관한 아이디어를 '스톤 박사'라는 사람에게서 얻었다고 주장해 왔는데 이 인물은 로스앤젤레스 정골사 학교에서 2년짜리 과정을 이수하고 명예 정골사 자격증을 얻은 사람이었다. 그의 박사 학위는 미국 대학 협회가 대학으로 인정하지도 않는 학교에서 수여한 것이었다.

한편 세계에서 가장 많이 비타민 C를 생산하는 호프만 라 로슈 제약 회사의 기부로 1973년에 설립된 라이너스 폴링 의학 연구소에서는 묘한 사건이 일어났다. 오랫동안 폴링의 조수로 일했고 초대 연구소 소장이었던 아서 로빈슨(Arthur Robinson, 1942년~)이 1978년 대량의 비타민 C를 투여한 생쥐에게 피부암이 2배나 많이 생겼음을 발견한 것이다. 그가 이를 보고하자 연구소는 그를 해임하고 생쥐들을 없애 버린 후 연구 결과를 몰수했다. 폴링은 로빈슨의 실험이 미숙하다며 공공연히 비난했고 로빈슨은 연구소와 재단을 고소했다. 이 재판은 1983년에 화해로 끝이 났는데, 피고 측이 지급한 57만 5000달러 중 42만 5000달러가 로빈슨의 명예를 훼손한 데 대한 보상금이었다.

이런 소동을 일으키고 나서도 폴링은 1977년과 1979년 2번에 걸쳐 미국 건강 식품 협회가 주는 상을 받았다. (후일 딸이 평생 회원권을 받는 조건으로 그가 이 단체에 상당 금액을 기부했음이 밝혀졌다.) 이 이야기에서 가장 압권은, 수십 년 동안 비타민 C를 다량 복용했음에도 폴링과 그의 부인 에이바 헬렌 폴링(Ava Helen Pauling, 1903~1981년)이 1993년과 1981년에 각자 암으로 죽었다는 사실이다.[2)]

이처럼 논란이 되고 있는 비타민 C 대량 복용 요법은 아직 정통 의학계에서는 인정을 받지 못한 채 민간 요법 차원에서 개인의 선호에 따라 시행될 뿐이다. 지금까지 살아남은 가장 큰 이유도, 비타민 C를 대량으로 복용해도 별 부작용이 없다는 점에 있는 것 같다. 오늘도 세계의 비타민 C 소비량은 늘어만 가고 있다.

24장

인류 최고의 발명품

콘돔

콘돔은 원하지 않는 임신이나 성적 접촉으로 옮는 질병의 예방을 위해 사용된다. 한때 경구 피임약에 피임법의 대명사 자리를 내주었으나, 늘어나는 에이즈 감염 덕분에 최근 또다시 각광을 받고 있는 이 기구는 16세기 의학의 중심지였던 이탈리아 파도바 대학교 해부학 교수 가브리엘 팔로피우스(Gabriel Fallopius, 1523~1562년)가 남긴 문서에 처음 등장한다. 그는 당시 한창 유행하던 매독을 예방할 목적으로 리넨으로 만든 주머니 모양의 기구를 1,100명에게 나누어 주고 시험해 보도록 했는데 단 한 명도 매독에 걸리지 않았다고 한다.

최초로 그럴듯한 물건이 만들어진 것은 17세기 중반, 공인된 애인이 13명이고 비공식적으로는 40명이 넘는 여인과 사귀어서 '즐거운 임금님(Merry Monarch)'이라는 별명이 붙은 영국의 찰스 2세

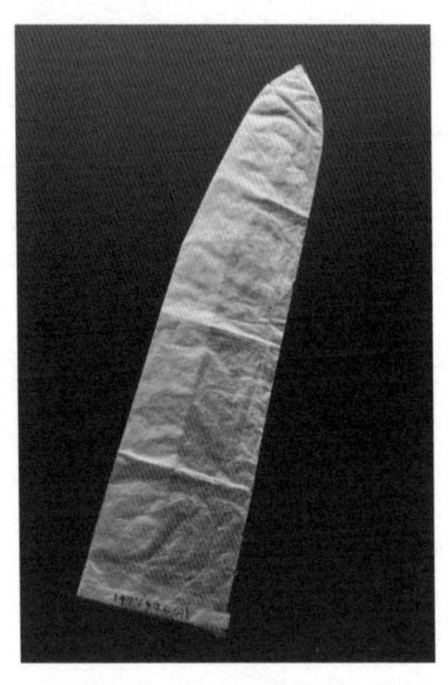

1900년대 영국에서 판매되었던 양 막창자 재질의 콘돔.

(Charles II, 1630~ 1685년) 때였다.[1) 처음 발명되었을 때, 사이가 나쁜 나라 이름을 좋지 않은 일에 붙이는 전통에 따라 프랑스 사람은 이 기구를 '영국 모자'라고 불렀고 영국인은 '프랑스 편지'라고 불렀다.

1655년의 파리에서 공연된 연극에서 처음으로 이 물건은 남자가 피임을 위해 사용하는 것이라는 내용이 나타난다. 1671년에는 어느 귀부인이 백작 부인인 딸에게 보내는 편지에서 이 물건이 "즐거움은 확실히 격퇴시키는 데 반해 위험을 막는 데는 거미줄만큼도 도움이 되지 않는다."라며 불평을 하는 것으로 보아 이 기구가 프랑스에도 상당히 보급되어 있었음을 짐작할 수 있다.

양 한 마리로 몇 개밖에 만들 수 없는 콘돔은 당연히 값이 비싸서, 사람들은 이 귀한 물건을 깨끗이 씻어서 잘 말려 다시 사용하곤 했다. 18세기 들어 사교계의 필수품이 된 콘돔의 수요 증가에 부응하기 위해 전문 생산 업체가 생겨났다. 일반적 공정은 양의 막창자를 알칼리 용액에 적신 다음, 뒤집어서 잘 문지르고 다시 초산에 담갔다 비누로 씻고 부풀려 표준 규격인 20센티미터로 자르는 것이었다.

사용할 때에는 주머니를 조이듯이 리본으로 졸라매도록 되어 있었는데, 장교의 경우 소속 부대의 깃발과 같은 디자인의 리본을 다는 주문 생산 서비스도 가능했다. 런던에서는 필립스 부인의 가게와 퍼킨스 부인의 가게, 두 곳에서 대부분을 공급했는데 양의 창자간막으로 만든 제품이나 막창자 2개를 겹쳐 댄 제품이 최고급품이었다.[2] 이 묘한 상품은 영국의 독점적 수출품으로 전 세계에서 비상한 인기를 끌었다. 그래서인지 18세기 유럽 최고의 바람둥이였던 자코모 카사노바(Giacomo Casanova, 1725~1798년)도 회고록에서 이 물건을 "영국 외투"라고 표현하고 있다.[3]

19세기 중반 발전한 고무 가공 기술을 바탕으로 1888년경에 솔기가 없이 매끈한 고무 제품을 만드는 데 성공한 콘돔 업체는 고무 산업의 명예를 더럽힌다는 동업자의 비난을 받으면서도 큰돈을 벌었다. 그런데 20세기 초까지 널리 쓰였던 고무로 된 콘돔은 두께가 0.075밀리미터로 질기기는 했지만 착용감이 좋지 않았다. 0.038밀리였던 양의 막창자보다 얇은 0.025~0.03밀리미터 두께의 라텍스 제품이 나온 것은 1950년대 이후의 일이었다.

25장

젊어지는 방법을 찾아서

성 호르몬

아주 적은 양밖에 존재하지 않지만, 인체 균형을 유지하는 데 매우 중요한 역할을 하는 물질이 체내에 분비된다는 것을 의학자들이 알아내고 이를 과학적으로 검증하기 시작한 것은 19세기가 끝나 갈 무렵이었다. 이러한 현상을 '내분비(endocrine)'라고 이름 붙인 위대한 스승 클로드 베르나르(Claude Bernard, 1813~1878년)의 자리를 물려받아 연구에 진력하던 파리 대학교 생리학 교수 샤를에두아르 브라운세카르(Charles-Édouard Brown-Séquard, 1817~1894년)는 1889년 기니피그와 개의 고환을 갈아 추출한 물질을 자신에게 주사함으로써 젊음을 되찾을 수 있었다며 다음과 같이 프랑스 과학원에 보고해 파문을 일으켰다.

주사를 시작한 지 사흘째 되는 날부터 나는 적어도 예전의 활력을 거의

> 되찾았다. …… 소화 기능과 장의 기능도 상당히 좋아졌고 …… 정신적으로도 몇 년은 젊어진 듯한 느낌이 들었다.

당시 72세였던 브라운세카르는 주사를 맞은 후, 태어나서 100일쯤 된 아기들이 걸린다는 100일 기침(백일해)을 앓기까지 했으므로 일반인에게는 이 회춘의 비법이 더욱 설득력 있게 느껴졌다.

젊은 동물의 고환을 갈아 추출한 물질을 주사하면 젊어질 수 있다는 이 실험 결과는 세계 의학계를 떠들썩하게 했다. 의사들은 찬성과 반대로 나뉘어 논쟁을 벌였고, 무분별한 상업적 행위에 대한 교수의 경고에도 불구하고 1년간 1만 200명의 의사들이 환자들에게 동물 고환 추출물을 만병통치약이나 되는 것처럼 마구 처방했다. 그러나 젊어졌다던 그가 5년도 지나지 않아서 노환으로 사망하자 이 치료법의 인기는 점차 시들해져 갔다.

추출액이 효과가 없다면 아예 동물의 고환 전체를 사람 몸에 옮겨 심어 놓으면 어떨까 하고 생각한 사람도 있었다. 브라운세카르의 발표로부터 30년이 지난 1920년대에 러시아계 프랑스 의사 세르게 보로노프(Serge Voronoff, 1866~1951년)라는 사람이 회춘을 위해 원숭이의 고환을 사람에게 이식하는 방법을 고안해 내었으나 별로 큰 재미를 보지는 못했다. 비슷한 시기 미국에서는 존 브링클리(John Brinkley, 1885~1942년)라는 의사가 염소의 고환을 환자에게 이식하면 젊어지는 것은 물론 고혈압에도 효험이 있다고 주장했다. 순식간에 전국적으로 유명해진 이 돌팔이 의사는 회춘 수술을 전문으로 시술해 엄청나게 많은 돈을 벌었다. 나중에 그는 사설 방송국을 차려 매스컴 사업에도 진출했고, 캔자스 주지사 선거에 출마하기도 했다고 한다.

현대 의학에서는 갑상샘이나 부신 겉질 등 특수한 조직에서 생산되어 혈액을 통해 멀리 떨어진 곳에 있는 조직이나 세포에 작용하는 물질을 호르몬(hormone)이라고 부른다. 동물의 고환에 남성의 성욕을 조절하는 물질이 들어 있으며 그중 대표적인 것이 남성 호르몬이라는 사실은 1930년대에 와서 밝혀졌다. 남성 호르몬 중 안드로스테론(androsterone)은 독일의 아돌프 부테난트(Adolf Butenandt, 1903~1995년)가, 테스토스테론(testosterone)은 네덜란드의 에른스트 라쿼(Ernest Laqueur, 1880~1947년)가 소의 고환을 갈아 낸 용액으로부터 순수하게 분리했다.

26장

아기에게 우유를 먹이기까지

인공 영양법

18세기까지 소아의 건강 관리는 대부분 할머니들 사이에서 입으로 전해져 온 민간 요법에 의존하고 있었다. 당시 런던의 한 개업의는 "사람들은 아이가 태어나면 곧 소량의 버터와 설탕, 소량의 기름, 파네이더(사탕, 우유, 향료를 넣은 빵 죽), 코오들(포도주, 사탕, 향료, 달걀을 넣은 죽) 또는 이와 비슷한 해롭고 불결한 먹을 것을 강제로 아기의 목에 집어넣는다. …… 일부에서는 신생아에게 구운 돼지고기를 소량 먹이는 풍습도 있는데, 이는 아이의 무병장수를 비는 산모의 열망을 담은 것이라고 한다."라고 기록하고 있다. 젖을 뗀 후 아이들에게 신선한 과일이나 채소를 먹이는 것은 위험하다고 금기시되고 있었다. 또 아이를 천으로 단단하게 감싸는 기저귀 착용법도 보기에는 멋있어도 건강과는 거리가 먼 것이었다.

피임이 불가능했던 당시 사생아는 너무나 흔한 일이었으며, 원치 않게 임신된 영아들은 대부분 '계획적인 부주의'로 사망하든가 고의적으로 살해된 다음 '질식사'로 보고되었다. 도시에서는 교회나 남의 집 앞에 버려진 아기들을 흔히 볼 수 있었다. 더구나 18세기 말의 가난한 여성에게는 유모가 가장 쉽게 큰돈을 벌 수 있는 직업이었기 때문에, 불법적으로 낳은 자기 아이를 버리고 부잣집에 유모로 취직하려는 미혼모가 끊이지 않았다. 유럽의 웬만한 도시에는 이런 아이를 수용하기 위한 '기아 보호소'가 설립되었으며, 이러한 풍조는 영국에서 유모가 필수 불가결한 직업이던 때, 즉 모유를 대체할 유아식이 나타날 때까지 지속되었고 혁명과 나폴레옹 전쟁을 겪은 프랑스에서는 인구를 감소시키는 또 하나의 큰 원인이 되었다.

장자크 루소(Jean-Jacques Rousseau, 1712~1778년)는 자신의 역저 『에밀(*Émile ou De l'éducation*)』에서 국가가 허약해지는 것을 방지하기 위해 프랑스의 어머니는 자신의 아이를 스스로 돌보아야 한다고 호소했다. 당시 통계를 살펴보면 1771년부터 1777년까지 3만 1951명의 아이가 파리 기아 보호소에 맡겨졌고, 그중 약 80퍼센트인 2만 5476명이 1년 이내에 사망했다. 이것은 신생아의 인공 영양법이 개발·보급된 이후, 예를 들어 1820년과 1822년 사이 1만 5104명 중 7,601명이 사망한 것에 비해 엄청나게 높은 수치였다. 아일랜드 더블린에서는 1775년과 1796년 사이에 1만 272명이 기아 보호소에 맡겨져서 99.6퍼센트가 1년 이내에 사망했고 단지 45명만이 생존했다. 이 시기 수용소에서 키운 아이는 모유를 먹인 아이보다 3배나 높은 사망률을 보였다.

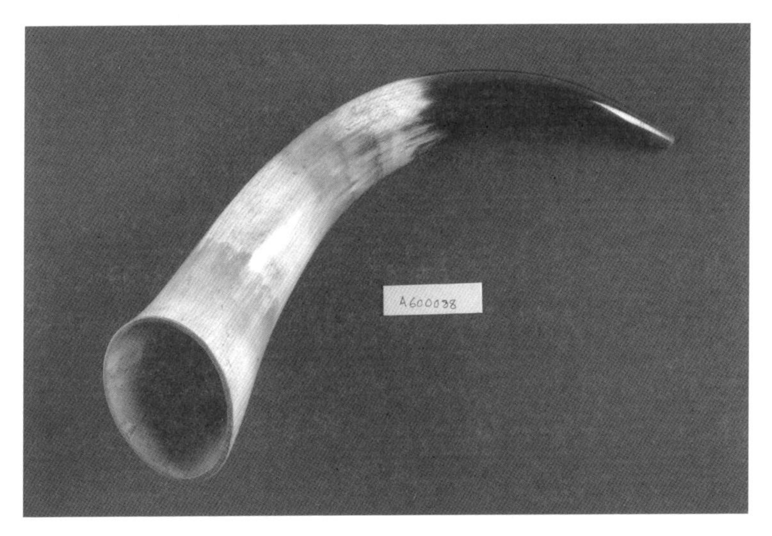

젖병 발명 전 쓰였던 쇠뿔 용기 사진.

19세기 초 기록에도 수용소에서 양육된 아이들은 10명 중 7명이 사망했던 것으로 나타나 있다.

모유를 대신할 근대적 인공 영양법은 18세기 말에 경험적으로 확립되었다. 초기의 모유 대용식은 삶은 빵이나 밀가루를 끓인 죽이었는데, 1784년에 마이클 언더우드(Michael Underwood, 1737~1820년)가 물에 희석한 끓인 우유를 추천했고 이유식으로는 우유에 쌀, 타피오카, 세몰리나 등을 추가한 죽을 권고해 큰 성과를 거두었다. 요즘의 젖병에 해당하는 인공 영양 용기로는 1783년경부터 이미 쇠뿔로 만들어진 것이 사용되고 있었는데 영국의 저명한 의사 윌리엄 헤버든(William Heberden, 1710~1801년)은 이것을 강력히 추천하고 있었다. 그 후 유리로 만든 병이 나오고 양피지, 가죽, 스펀지, 알코올에 보관한 암소 젖꼭지, 나무, 인도 고무 등으로 만들어진 젖꼭지들이 함께 사용되기 시작해 오늘에 이르게 되었다.

27장

신약 안전 검사가 생겨나기까지

죽음의 물약

설파제의 기본 구조가 되는 설파닐아마이드(sulfanilamide)는 1908년 오스트리아 빈의 화학자 파울 겔모(Paul Gelmo, 1879~1961년)가 개발한 염료의 중간 원료였다. 이 물질은 특허 기간이 이미 지났고 합성 비용도 낮았으므로 유럽과 미국 제약 회사들은 너도나도 더 좋은 항균제 개발 경쟁에 뛰어들었다. 그렇게 1940년대 초까지 5,000종류가 넘는 설파계 항균제가 합성되었으나 의학적으로 이용이 가능한 것은 몇 개 되지 않았다. 그중 설파피리딘(sulfapyridine)은 1943년 폐렴에 걸린 윈스턴 처칠(Winston Churchill, 1874~1965년)을 치료한 약으로 유명하다.

1937년부터 상업 생산을 시작한 설파제는 해마다 생산량이 늘어갔다. 페니실린이 실용화되기 직전인 1942년 미국에서는 약 5,000톤의 설파제가 생산되었다. 미군은 부상을 입으면 일단 설파제를 복용하도

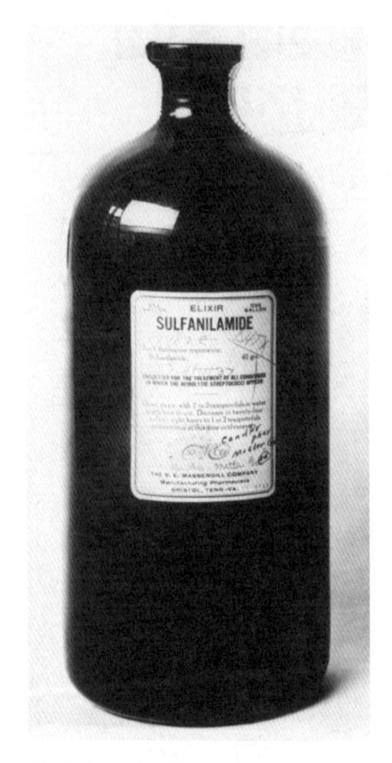

죽음을 몰고 온 '만능약', 설파닐아마이드 엘릭서.

록 교육을 받았다. 태평양 전선에서 싸우던 미군은 설파제로 이 질을 극복할 수 있었다.

그러나 때로는 예기치 못한 부작용도 발생했다. 삼키기 어려운 알약보다 물약으로 된 설파제를 원하는 수요에 부응한 테네시 주의 S. E. 메슨길 제약 회사는 '설파닐아마이드 엘릭서(Sufaniliamide Elixir)'라는 약을 시판했다. 그런데 어찌된 일인지 약의 용매로 다이에틸렌글리콜(diethylene glycol)이 사용되었고 회사는 단 한 번의 임상 시험도 없이 시판을 개시했다. 불행히도 이 용매는 매우 독성이 강했기 때문에 판매 지역이던 미국 남부 및 중서부에서 이 약을 복용한 사람 108명이 사망하는 대형 사고가 일어났다.

조사에 나선 정부는 S. E. 메슨길 사를 용기 포장에 엉뚱한 성분을 표시했다는 혐의로 기소했다. '엘릭서'란 에탄올에 녹인다는 뜻[1]인데 다이에틸렌글리콜에 녹인 것을 문제 삼았던 것이다. 그때까지만 해도 미국 법에는 약을 판매하는 사람이 그 성분을 포장에 올바로 표시해야 한다는 규정뿐이었다. 안전 시험을 시행해야 할 의무는 어디에도 없었던 것이다! 회사는 1만 6800달러의 벌금을 선고받았다.

이 '죽음의 물약'은 1938년 당시 심의 중이었던 '연방 식품, 의약품 및 화장품 법(Federal Food, Drug, and Cosmetic Act)'을 통과시키는 데 결정적인 역할을 했다. 이 법은 1906년에 제정된 법을 강화해 제약 회사가 새로운 약의 안전 시험을 의무적으로 시행하고 그 결과를 미국 식품 의약국(FDA)에 제출하도록 명시했다.

당시 미국의 통계에 따르면 1930년대에는 매년 폐렴으로 약 10만 명, 뇌수막염으로 약 5만 명, 산후 감염으로 2,000여 명이 사망하고 있었다. 임질에 걸려 고생하는 미국인은 1200만 명이나 되었다. 1940년까지 미국에서 이 병들의 치사율과 유병률이 극적으로 감소한 것은 설파제 덕분이다. 설파제는 수많은 효과적인 항생 물질이 개발된 현재에도 안과 감염증이나 성병 등 일부 질환의 치료와 수의학적인 용도로 사용되고 있다.

28장

전쟁과 헛소문이 낳은 기적의 약

부신 겉질 호르몬

제2차 세계 대전이 발발한 후 미국에서는 약간 엉뚱한 소문이 돌았다. 독일 잠수함이 비밀리에 아르헨티나 부에노스아이레스의 도축장에서 소의 부신을 사들이고 있으며, 독일 공군은 1만 2000미터가 넘는 고공에서 공중전이 가능한 조종사 양성을 위해 조종사에게 부신 추출물을 투여한다는 이야기였다. 괴소문에 떠밀린 미국 정부는 부신 겉질 호르몬 연구가 시급하다고 판단해 제약 회사와 의료 시설에 협조를 요청했다.

그런데 이즈음 미국 로체스터의 종합 병원 메이요 클리닉에서는 필립 헨치(Philip Hench, 1896~1965년)라는 류머티즘 전문의가 관절염 치료법을 찾고 있었다. 그는 활달한 성격의 임상가로, 셜록 홈스의 열렬한 애독자답게 의학의 미스터리를 찾아 해결하는 일을 즐기는 신

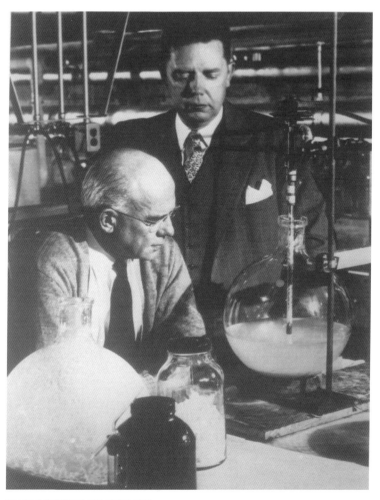

에드워드 켄들(왼쪽)과 필립 헨치(오른쪽).

사였다. 이번에 그가 풀려는 미스터리는 1928년에 발견된 특이한 현상이었다. 류머티즘 관절염을 앓는 65세 의사가 말하기를 자기는 담석증이 있어서 가끔 황달이 나타나는데 그때마다 신기하게도 관절의 통증이 사라진다는 것이었다. 그래서 평소엔 아파서 잘 걷지도 못하던 사람이 황달 덕분에 1.6킬로미터나 떨어진 병원까지 걸어올 수 있었다고 했다. 이 환자의 황달은 4주 만에 호전되었는데 환자는 7개월 동안 관절에 통증을 느끼지 않았다. 헨치는 이후 줄곧 담즙에 류머티즘 관절염을 치료하는 어떤 물질이 들어 있으리라고 추리하곤 했다.

한편, 갑상샘 호르몬을 발견한 생화학자로 메이요 클리닉에서 진단 검사를 담당하던 에드워드 켄들(Edward Kendall, 1886~1972년)은 1930년대부터 부신에서 호르몬을 분리하는 실험에 몰두하고 있었다. 그는 크리스마스를 포함한 모든 휴일을 실험실에서 보낼 정도로 일밖에 모르는 사람이었다. 켄들은 관련 기관과 협력해 부신 겉질 호르몬을 분리 정제하는 작업을 계속, 새 화합물을 발견할 때마다 화합물 A, B, C 등으로 이름을 붙여 나갔고 1936년에는 화합물 E(이 화합물이 나중에 코티손(cortisone)으로 알려진 대표적인 부신 겉질 호르몬이었다.)를 분리했다.

이 시기에 헨치와 켄들은 부신 겉질에서 분리한 화합물 중에 헨치가 찾는 류머티즘 관절염 치료의 열쇠가 있을 것이라는데 의견의 일치를 보고 있었다. 켄들이 화합물을 하나씩 분리 정제하면 헨치가 그 효능을 시험해 보는 힘들고 끈질긴 연구가 계속되었다.

그런데 화합물 A에 대한 실험 결과가 실망스러운 것으로 밝혀졌을 즈음에는 전쟁도 거의 막바지였다. 독일 공군에 대한 소문도 자취를 감춘 뒤여서 부신 겉질이 더는 최우선으로 추진할 국가 연구 과제가 아니었다. 화합물 E에 관한 연구를 계속한 것은 머크 사 하나뿐으로, 회사 개발 책임자가 "우리 작업은 별 의미가 없어 보였다. 화합물 E는 이미 실패한 화합물 A와 산소 원자 하나가 다를 뿐이었다. 그것은 도박과 같았다."라고 회고한 기록이 남아 있다.

1944년이 되자 머크 사의 도박은 성공한 듯 보였다. 화합물 E가 관절염에 효과가 있다는 결과가 나온 것이다. 그러나 사람에게 사용할 만큼 대량의 화합물을 만드는 데에는 또다시 엄청난 노력과 시간이 소요되었다. 예컨대, 1944년 켄들의 연구를 도왔던 머크 사의 화학자 루이스 새럿(Lewis Sarett, 1917~1999년) 박사는 소 2,500마리분의 담즙으로부터 36단계의 과정을 거쳐 겨우 15밀리그램의 화합물 E를 추출하는 데 성공했을 뿐이었다.

수년이 지난 1948년의 어느 날, 드디어 머크 사로부터 몇 그램의 화합물 E가 메이요 클리닉에 도착했다. 헨치는 이 물질을 하루에 100밀리그램씩 환자에게 주사하는 실험을 시작했다. 첫 번째 환자는 29세의 가드너 부인으로, 그녀는 관절 통증으로 전혀 걷지 못하던 환자였다. 그런데 주사 시작 4일이 지나자 그녀의 상태는 동네를 3시간이나 걸어 다닐 수 있을 정도로 좋아졌다. 약의 효과는 절대적이었다. 1948년 9월 21일부터 3개월간 14명의 환자들에게 코티손이 투여되었고 모두 증상이 극적으로 개선되었다. 다음은 이 실험의 결과 발표회 현장을 전한 문장이다.

> 1949년 4월, 로체스터 메이요 클리닉에는 매주 열리는 의학 미팅을 위해 많은 의사가 회의실에 모여 있었다. 발표자는 필립 헨치 박사였다. 그

의 지시에 따라 조명이 꺼지고 컬러 필름이 화면에 투사되었다. 처음 부분은 '치료 전'이라는 제목이었다. 심한 변형을 동반한 류머티즘 관절염 환자들이 겨우 한두 걸음 힘들게 발을 옮기는 영상이 나타났다. 곧 이어 '치료 후'라는 제목과 함께, 방금 전 바로 그 환자가 전혀 아프지 않은 듯이 걷고, 팔다리를 돌리며, 가벼운 걸음으로 계단을 오르내리는 장면들이 영사되었다. 조금씩 장내가 술렁거리기 시작하더니 불이 켜지기 직전 청중 사이에서 박수가 터져 나왔다. 조명이 들어오고 박사가 연단으로 향할 때에는 모두가 기립해서 갈채를 보내고 있었다.

사전에 아무런 통보가 없었지만 이날 마침 《뉴욕 타임스》의 과학 담당 기자가 취재차 로체스터에 와 있었다. 헨치의 발표를 듣고 발표 원고를 입수한 기자는 호텔로 돌아가자마자 전화로 류머티즘 관절염을 고치는 호르몬에 관한 특종을 전했다. '기적의 약'에 관한 뉴스는 곧바로 전 세계로 퍼져 나갔다.

1950년 에드워드 켄들과 필립 헨치는 스위스의 타데우시 라이히슈타인(Tadeusz Reichstein, 1897~1996년)과 함께 부신 겉질 호르몬 발견 업적으로 노벨 생리·의학상을 받았다. 업적 발표부터 노벨상까지의 기간이 가장 짧았던 기록적인 수상이었다. 메이요 클리닉의 의사들은 상금과 명예를 동료와 나누어 가졌다. 헨치는 특히 23년간 메이요 류머티즘 병동에서 환자를 돌본 판텔레온 수녀가 평생의 소원이었던 교황 알현을 위해 로마에 갈 수 있도록 상금 일부를 기증했다고 한다.

29장

쥐와 전기 충격과 종소리

최초의 정신 질환 치료제

1940년대까지는 정신 질환 치료라 하면 환자를 얌전한 바보로 만드는 수술인 앞이마엽 절개술이나 뇌엽 절리술, 그리고 인슐린(insulin)이나 전기로 뇌에 충격을 가하는 충격 요법이 대세였다. 그러나 이런 치료법에는 문제가 많았다. 저혈당 쇼크를 일으키는 인슐린 충격 요법의 경우에는 환자가 사망할 위험도 있었다. 근육 이완제나 마취제 없이 시행되던 초기 전기 충격 요법은 탈골이나 골절의 가능성을 수반했다. 외과적 처치는 환자의 인격이나 지적 능력 훼손에 더해 뇌전증이나 뇌출혈 같은 부작용을 일으키기도 했다. 이런 끔찍한 상황을 극적으로 바꾸어 놓은 것이 최초의 정신 질환 치료제 클로르프로마진(chlorpromazine)이었다.

1949년, 프랑스 해군의 외과 의사였던 앙리 라보리(Henri

Laborit, 1914~1995년)는 수술이나 감염 같은 자극을 받으면 신체가 히스타민을 분비하고 혈압이 떨어지게 된다며, 수술 후 쇼크 예방에 항히스타민제가 유효하다는 논문을 발표했다. 결과적으로 이 이론은 틀린 것이었지만, 오늘날 우리가 콧물이나 알레르기 증상을 줄이기 위해 복용하는 항히스타민제에는 다른 중요한 작용이 있었다. 바로 졸음 유발이었다. 라보리는 "항히스타민제가 행복감에 찬 안정을 가져다준다."라고 기록했다.

이 논문을 접한 프랑스의 론 풀랑크 사는 "행복감에 찬 안정" 상태를 유도하는 가장 효과적인 약을 개발하려는 계획을 세웠고 수석 화학자 폴 사르팡티에(Paul Charpentier)가 그 책임을 맡았다. 그는 종소리가 울리면 전기 충격을 피해 전기가 통하지 않는 곳으로 피하도록 쥐를 학습시키고, 효과가 있을 법한 화합물을 투여한 후 종소리를 울리고 자극을 가하는 실험을 반복했다. 어느 날 그는 새로운 화합물을 투여한 쥐가 종소리를 듣고도 전기 자극을 피하러 하지 않는 것을 발견했는데, 이 물질이 바로 클로르프로마진이었다. 라보리가 썼던 항히스타민제 프로메타진(promethazine)을 기본 구조로 해 합성한 수많은 화합물 중에서, 드디어 정신 안정 효과가 있는 약물이 확인된 것이었다.

1950년에 파리의 정신과 의사 장 들레이(Jean Delay, 1907~1987년)와 피에르 드니케(Pierre Deniker, 1917~1998년)는 사르팡티에로부터 얻은 이 약을 조현증을 앓는 57세 남자 '조반니 A'에게 투여해 보았다. 이 환자는 아무나하고 싸우고, 카페에서 즉흥적인 연설을 하고, 마구 흥얼

거리면서 화분을 머리에 얹고 다녔는데, 9일 동안 클로르프로마진을 투여하자 정상적으로 대화가 가능해졌고 3주가 지나자 퇴원이 가능할 정도로 회복되었다. 1955년 들레이와 드니케가 1,000명의 환자를 치료한 경험을 정리해 발표하자 조현증에 보이는 이 약의 치료 효과가 의학적으로 공인되었다.

약물로 정신 질환이 조절됨을 경험적으로 보여 준 이 보고 이후 조울증이나 우울증, 불안 신경증 등에 사용할 수 있는 리튬(lithium), 이미프라민(imipramine), 플루옥세틴(fluoxetine), 디아제팜(diazepam) 등의 약제가 속속 개발되었고, 정신 질환이 뇌의 생물학적 이상에서 오는 것이라는 개념이 정신 의학계에 뿌리내리게 되었다. 한편 클로르프로마진이 뇌 속에서 도파민(dopamine)이라는 신경 전달 물질의 작용을 방해한다는 사실은 1963년에야 밝혀졌다. 첫 환자였던 조반니 A가 약을 복용한 지 11년이 지나서였다.

3부
이상한 의사

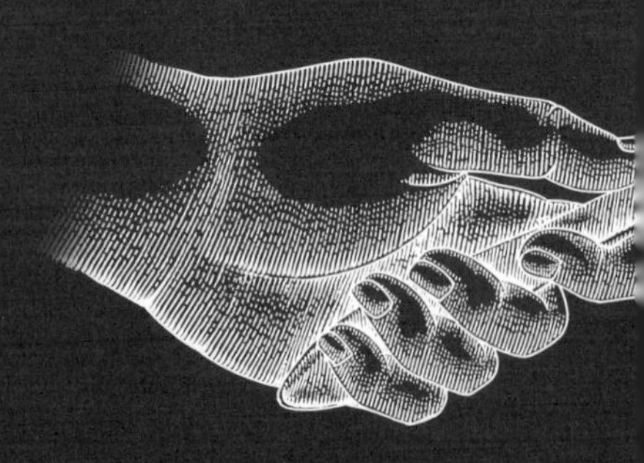

그들은 몸의 여러 부위를 차가운 물에 담그는 물 치료, 병의 원인으로 여겨진 찌꺼기를 장에서 씻어 내는 관장 요법, 환자를 물속에 집어넣고 약한 전기를 통하게 하는 전기 치료, 자동으로 흔들리는 의자에 앉으면 허리나 머리에 좋다는 진동 의자 치료, 유럽에서 새로 발견된 라듐 원소를 이용한 방사선 치료 등 지금으로서는 이해하기 힘든, 당대의 '최첨단' 치료에 매우 만족해했다. —「콘플레이크로 성욕 억제하기」에서

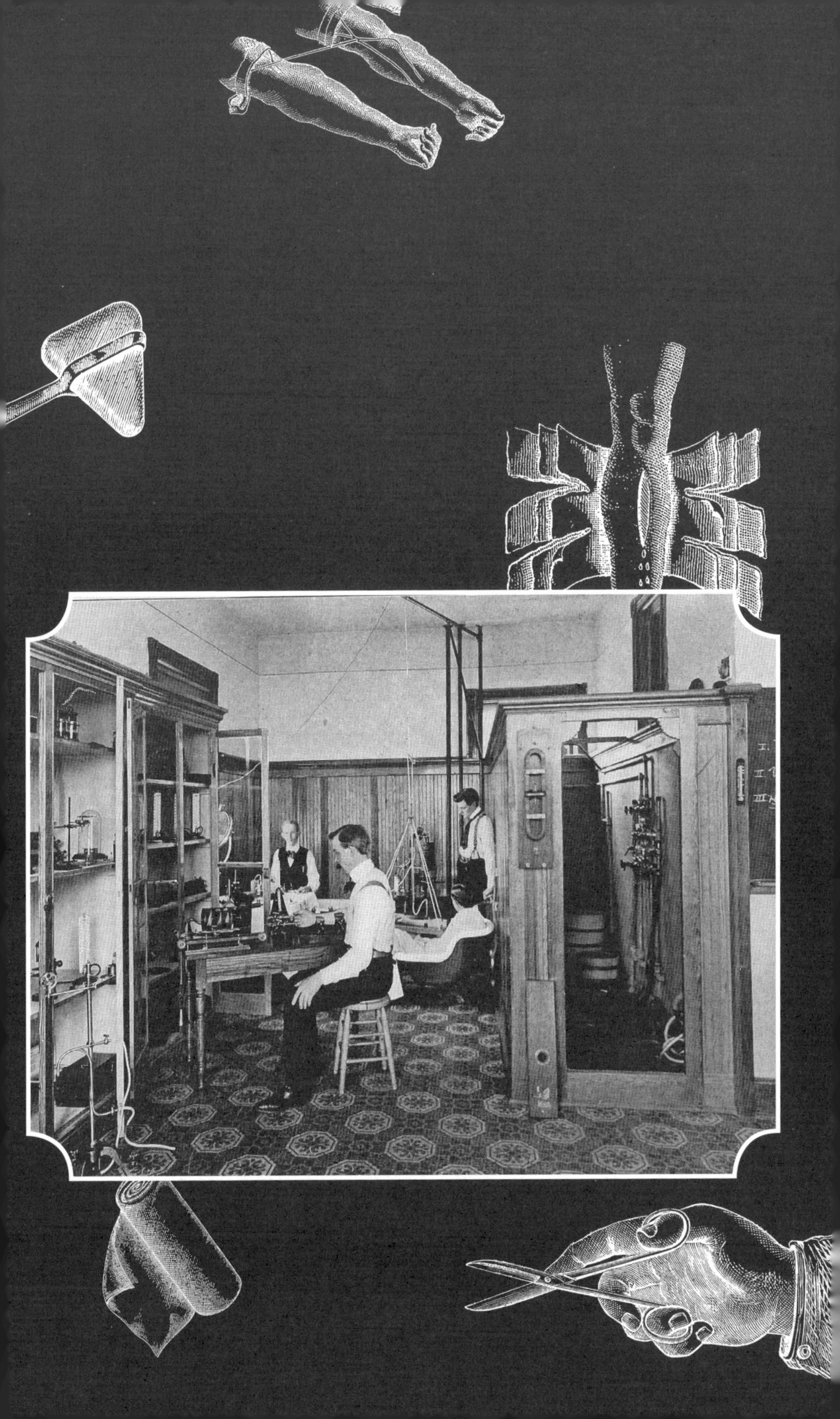

30장

전사이자 수도사이자 의사

병원 기사단

십자군 전쟁이 시작되기 반세기 전쯤, 이탈리아 아말피의 상인들이 기부금을 모아 파티마 왕조가 지배하던 예루살렘에 칼리프의 허가를 받고 순례자를 위한 병원을 설립하는 사업을 벌였다. 그중 일부는 종교적 서약을 하고 스스로 '예루살렘 성 요한 병원의 가난한 형제단'이라 주장하며 병원에서 직접 환자를 돌보는 일에 헌신했다.

지리적으로 가까운 이탈리아 몬테카시노 수도원과 살레르노 의학교에서 의학을 배웠을 것으로 추측되는 이 의사 집단은 "우리 주인인 환자의 농노이자 노예일 것을 약속"하는 독특한 서약을 했다. 이 맹세는 치료가 병자에 대한 봉사라는 개념을 강조한 것이었는데 그리스 의학에서는 그리 중요하게 여기지 않던 의사의 도덕적 의무가 중세 기독교 사회에서는 필수적인 것으로 바뀌었음을 보여 주고 있었다.[1)]

그 후 제1차 십자군이 예루살렘을 점령하는 1099년까지 병원의 주도권은 차츰 상인에서 수도사로 옮겨 갔는데 아마도 병원에서 봉사하는 의사의 대부분이 성직자였기 때문일 것으로 추측된다.

1116년, 교황 파스칼 2세(Paschalis PP. II, 1062~1118)가 가난한 형제단을 수도회로 인정했고, 그들은 유럽에서 성지에 이르는 길에 여러 개의 병원을 운영했다. 이 병원들은 현대 병원과 그리 다르지 않은 체계를 갖추어서 의사는 하루 2번 회진을 돌았고 환자의 용태 변화나 치료에 대해 쓴 기록이 병상 위에 걸려 있었으며 약국이 설치되었고 청결과 적절한 식이 요법에 대한 규정이 있었다. 병원에서는 환자의 영적 복지를 중요시했으며 동지와 적을 구별하지 않고 아픈 사람은 모두 치료해 주었다.[2] 그런데 십자군이 수세에 몰리기 시작할 즈음인 1118년에 성당 기사단이라는 전투단이 창설되자 '가난한 형제단'도 '병원 기사단(Knights Hospitaler)'이라는 전투 집단으로 바뀌게 되었다. 의사가 아닌, 전투를 주로 담당하는 귀족 출신 기사를 받아들이기 시작한 것이다. 이들은 병원에서는 흰색 십자가가 그려진 검은 수도복을 입고, 전투에 나갈 때는 붉은색 바탕에 흰색 십자가가 그려진 휘장을 검은색 수도복에 달고 그 위에 갑옷과 투구를 착용했다.

전투와 의료라는 모순된 직분을 겸하면서도 본분을 잊지 않은 이들은 1주일에 1번은 병원에서 의사의 조수로 일하거나 직접 환자를 보살폈다. 당시 기사 교육용으로 만들어진 책은 "치료 연고를 바를 때뿐만 아니라 (전투에서) 피를 흘릴 때에도 형제단은 용감한 전사임과 동시에 자비로운 의료단원이다."라며 단원을 격려하고 있었다.[3]

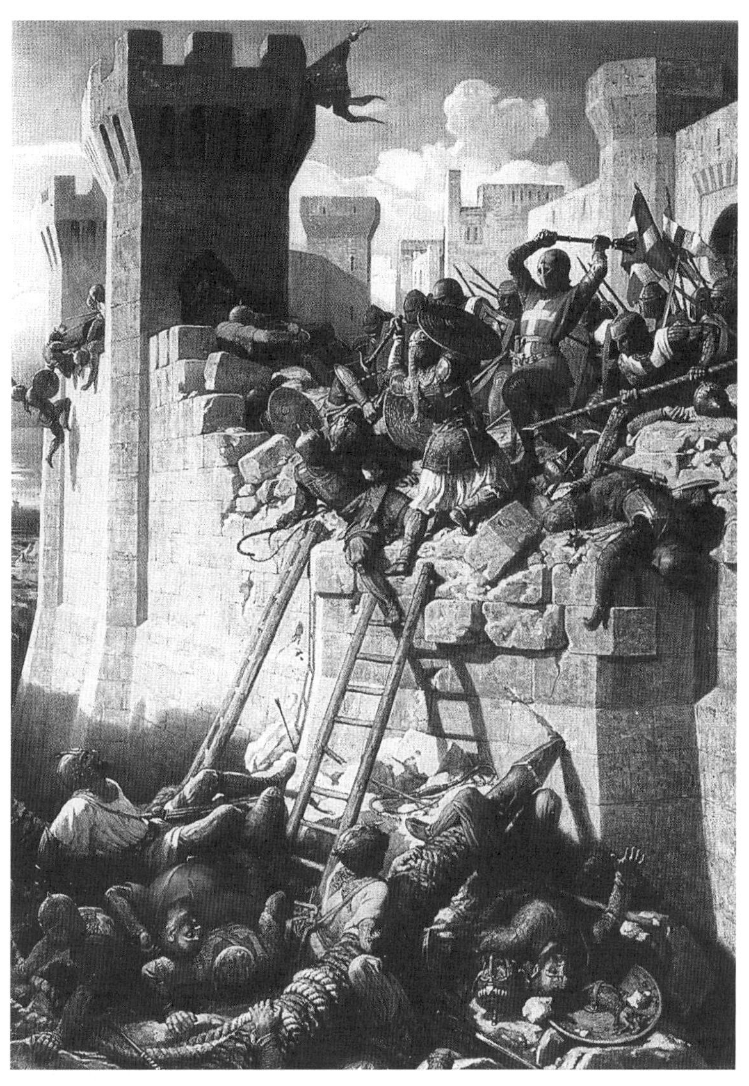

1291년 아크레 공방전에서 장벽을 방어하는 몰타 기사단을 담아 낸 도미니크 파프티(Dominique Papety, 1815~1849년)의 그림.

세월과 더불어 십자군의 형세가 불리해질수록 기사단의 임무는 환자에 대한 봉사보다 전투 쪽으로 기울게 되었다. 기사단은 십자군을 도와 곳곳에 자신들이 세워 놓은 성채를 근거로 용감하게 싸웠다. 그러나 제아무리 용맹한 병원 기사단이라고 해도 겨우 수백의 병력으로 명장 살라흐 앗딘(Salah ad-Din, 1137~1193년)이 이끄는 압도적인 이슬람 군대를 언제까지나 막아 낼 수는 없었다. 1187년 예루살렘이 함락되자 병원 기사단은 로도스 섬으로 본거지를 옮겨 로도스 기사단으로, 다시 몰타로 옮겨 몰타 기사단으로 불리게 되었다. 예루살렘을 점령한 살라흐 앗딘은 기사단의 병원을 파괴하지 않았으며 의료에만 종사하는 조건으로 순례자를 돌볼 병원 기사단 단원 10명이 남는 것을 허락했다. 비록 전투에서는 치열하게 맞붙은 적군이었으나 이슬람교도든 기독교도든 유대 인이든 치료를 요하는 모든 환자를 환영했던 기사단의 의료 활동에 경의를 표한 관대한 조치였다.[4)]

한편, 몰타 섬을 근거지로 한 기사단은 일종의 독립 국가가 되어 18세기 후반까지 존속했으나, 나폴레옹에 의해 몰타에서 축출된 1798년 이후 독립 국가로서의 몰타 기사단은 소멸되었다.[5)]

그 후 기사단은 교황청의 후원과 영국 빅토리아 여왕의 공인으로 일종의 비정부기구(non-governmental organization, NGO)로서 재건되었다. 현재 전 세계 120개국에 지부를 두어 "평화로운 세상을 실현하기 위해 가난하고 소외된 이웃을 위한 나눔과 섬김을" 실천하는 운동을 하고 있다. 2015년 한국에도 공식 지부인 오더 오브 몰타 코리아가 가톨릭 서울 대교구 산하 평신도 단체로 설립되었다.

31장

천재의 잊혀진 업적

다 빈치의 해부 노트

1452년 4월 15일 이탈리아 플로렌스에서 서쪽으로 30킬로미터 떨어진 빈치라는 마을에서 사생아로 태어난 레오나르도 다 빈치(Leonardo da Vinci, 1452~1519년)는 정신 분석의 지그문트 프로이트(Sigmund Freud, 1856~1939년)의 말처럼 "다른 사람이 아직 자고 있는 깜깜한 밤에 너무 일찍 깨어났던" 인물이었다. 최근에는 그가 수천 년간 이어져 온 비밀 결사의 지도자였다는 다소 황당한 설정의 소설 『다 빈치 코드(*The Da Vinci Code*)』가 베스트셀러가 되기도 했다. 생애가 잘 알려져 있지 않은 이 르네상스식 천재에게서 느껴지는 신비함을 적절히 이용한 소설가의 의도가 적중했던 것이다. 실제로 레오나르도는 현대인이 신비스럽게 여길 작품을 많이 남겼다. 「모나리자(La Gioconda)」나 「최후의 만찬(Ultima Cena)」과 같은 전설적인 그림, 당시로는 기상천외했

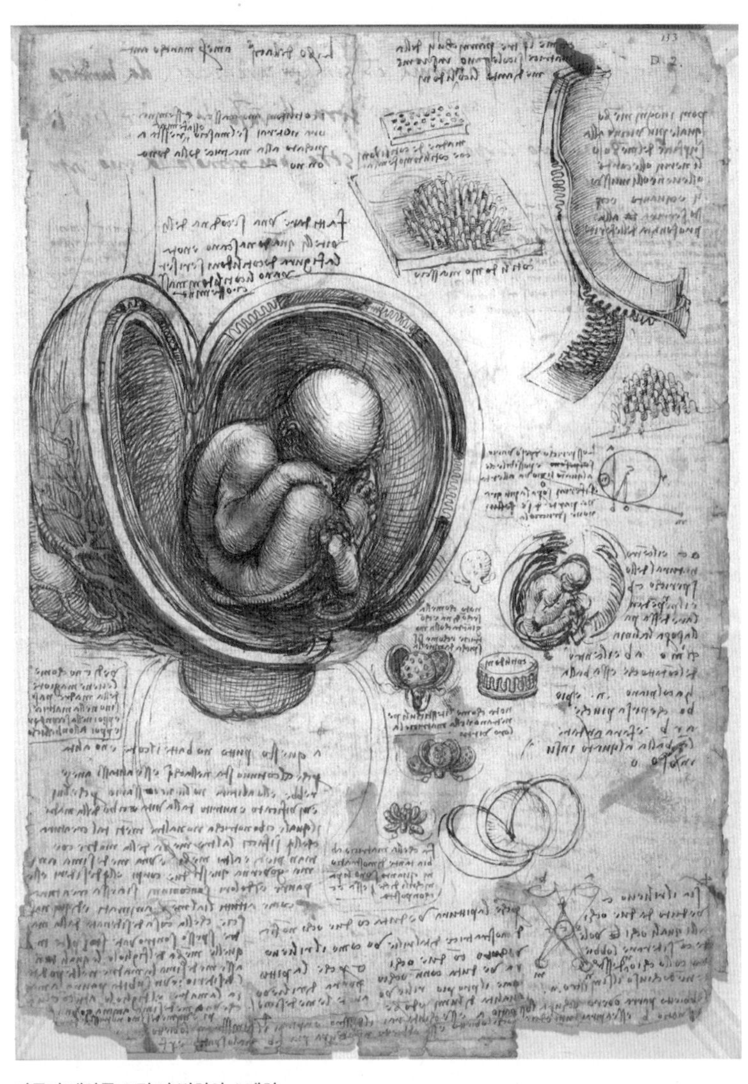

자궁과 태아를 그린 다 빈치의 스케치.

던 각종 기계의 설계도들이 그런 예에 속하는데, 의학 분야의 예로는 「해부 노트」라는 문서가 있다.

피렌체에서 그림 공부를 시작한 레오나르도는 당시의 다른 화가 지망생과 마찬가지로 인체의 각종 관절이나 근육이 자연스럽게 움직이는 모양을 그리기 위해, 의학교에서 의사들과 함께 주로 범죄로 처형당한 죄인의 시체를 해부했다. 그는 해부를 하며 정교한 해부도를 곁들인 노트를 작성했는데, 이 노트는 존재 자체가 그의 사후 200년이 지나서 알려진데다 문장 또한 무슨 내용인지 도저히 이해할 수 없는 특이한 것이었다.

근래에 밝혀진 사실이지만 그는 글을 거꾸로, 오른쪽에서부터 왼쪽 방향으로 썼을 뿐만 아니라, 단어와 단어를 연결해서 쓰다가 자기 멋대로 (예를 들어 단어의 중간에서) 띄어 썼다. 또 마침표나 쉼표 등을 사용하지 않고 자기가 만들어 낸 알파벳으로 글을 쓰기도 했으며, 스스로 개발한 속기술을 쓰기까지 했다. 설상가상으로 그는 한 가지 생각을 어떤 페이지의 한쪽 구석에 쓰다가 몇 장 건너뛴 엉뚱한 페이지의 다른 구석에 이어 쓰곤 했다.

많은 사람은 그의 이러한 행동을 수백 년 앞선 아이디어를 지녔던 천재의 특징으로 이해한다. 그러나 몇몇 학자는 단지 생각을 언어로 표현하는 능력이 그림으로 표현하는 능력보다 현저히 뒤떨어지는 인물에서 볼 수 있는 현상일 뿐이라고 주장한다. 레오나르도가 몹시 과묵했다는 기록이나 어린 시절의 라틴 어 성적이 남보다 상당히 뒤떨어지는 편이었다는 사실도 이 학설을 뒷받침하고 있다. 실제로 레오나르도는 글 대신 연속되는 여러 장의 그림으로 자신의 생각을 노트에 나타내고 있기도 하다. 그의 노트가 당시의 학술 공용어였던 라틴 어가 아니라 일상 생활에 사용되던 이탈리아 어로 쓰여 있는 것도 같은 맥락에서 이해할 수 있다.

안타깝게도, 마치 암호 책 같아서 아무도 알아볼 수가 없었던 해부 노트는 인체 구조를 과학적으로 묘사한 스케치의 원조였음에도 불구하고 의학에 별 영향을 주지 못한 채 잊히고 말았다. 세월이 흐른 뒤인 1543년, 얀 스테번 반 칼카르(Jan Steven van Calcar, 1499~1546년)라는 화가의 그림을 바탕으로 한 『인체의 구조에 관하여(*De Humani Corporis Fabrica Libri Septem*)』가 출판되었고, 책의 저자 안드레아스 베살리우스(Andreas Vesalius, 1514~1564년)는 후일 근대적 해부학을 정립한 공로를 인정받아 '해부학의 아버지'로 불리게 되었다. 그러나 이보다 앞선 시기에 「해부 노트」를 저술한 레오나르도 다 빈치야말로 "새롭고 창조적인 해부학의 선구자"였다는 몇몇 역사학자의 주장에도 일리가 있는 듯싶다.

32장

예지 능력을 가진 의사

노스트라다무스

노스트라다무스는 1503년 남프랑스의 생레미드프로방스에서 태어났다. 유대 인이던 그의 아버지는 세금을 걷는 관리였고 할아버지는 귀족의 주치의였다. 14세 때 집을 떠나 아비뇽에서 철학과 어학을 공부하던 노스트라다무스는 틈만 나면 도서관에서 점성술 책을 읽던 과묵한 소년이었다. 1522년 남프랑스의 명문 몽펠리에 의학교에 입학해 의학을 공부한 노스트라다무스는 졸업 후 프랑스, 이탈리아 각지를 방랑했다. 후일 마르세유에 정착해 약국을 연 그는 전염병이 유행할 때마다 신비한 약으로 많은 환자를 고쳐 유명해졌다. 그러나 그가 특히 전문으로 한 영역은 남성을 위한 정력제나 성욕을 촉진시키는 미약의 처방이었다고 한다. (그가 미약의 성분으로 코뿔소의 뿔을 썼다고 밝혔기 때문에 서양에서는 아직도 코뿔소 뿔이 최음제의 원료로 인식되고 있다.)

젊어서부터 예지 능력이 있었던 그는 1550년경부터 매년 다음 해에 있을 일을 예언하는 책을 내었으며, 1555년에는 인류 최후의 날까지를 예언한 『제세기(*Les Centuries*)』의 1부를 완성하고 3년 후에는 3,764편의 4행시를 모은 완전한 『예언집(*Les Propheties*)』을 발표했다. 그가 돼지를 기르는 젊은 수도승에게 갑자기 무릎을 꿇고 경의를 표했는데 수십 년 후에 그 수도승이 교황 식스토 5세(Sixtus PP. V, 1521~1590년)가 되었다는 등의 이야기는 사람들이 그의 예지 능력을 인정할 수밖에 없도록 했던 일화들이다.

의사와 예언자로서 명성과 부를 얻은 후 프로방스 지방에서 은거하던 53세의 노스트라다무스는 어느 날 심령술과 예언에 비상한 관심을 가지고 있던 프랑스 왕비 카테리나 데 메디치(Caterina de' Medici, 1519~1589년)의 명령으로 궁전에 불려 가게 된다. 그의 『예언집』에 다음과 같은 구절이 있었기 때문이었다. "젊은 사자가 늙은 사자를 이길 것이다. 단판 승부에서 황금 투구 속의 두 눈을 잃을 것이다. 2개의 상처 중 하나 때문에 비참한 죽음을 맞을 것이다."

궁전에서 노스트라다무스가 무슨 말을 했는지는 전하지 않지만, 4년 후인 1559년 6월 30일 앙리 2세(Henri II, 1519~1559년)는 스코트 인 근위대(Garde Écossaise)의 대장인 몽고메리 백작 가브리엘(Gabriel, comte de Montgomery, 1530~1574년)과의 마상 시합 도중 창의 파편이 눈을 뚫고 머리에 박히는 중상을 입었다. 그의 예언과 다른 점은 양쪽 눈이 아닌 한쪽 눈을 다쳤다는 정도일 뿐, 상대가 왕보다 열두 살 젊었던 점, 왕의 투구가 황금색이었던 점, 머리와 눈의 상처 중

후자가 치명상이었던 점, 12일이나 끈 고통 속에서 비참하게 최후를 맞은 점 등이 무서울 정도로 정확하게 일치했다.

그런데 앙리 2세의 병상 곁에는 2명의 위대한 의사가 주치의로 배석하고 있었다. 그중 한 사람은 1,000년 이상 지속된 중세 해부학의 잘못을 수정하는 인체 해부도를 그려 오늘날 '해부학의 아버지'로 불리는 안드레아스 베살리우스였고, 또 한 사람은 이발사 출신의 외과 의사로 불에 달군 인두로 혈관을 지지는 대신 실로 묶는 지혈법을 도입하고 상처에 끓는 기름을 붓는 관행을 폐지해 수많은 사람의 목숨을 구한 인격자 앙브루아즈 파레였다.[1] 이처럼 당대의 가장 훌륭한 의사 두 사람을 주치의로 두고도 뜻밖의 사고로 목숨을 잃은 앙리 2세의 임종은 의학의 역사와 관련된 책에 한 장의 그림으로 남아 있다.

평소 통풍과 관절염을 앓던 노스트라다무스는 만년에 천식으로 인한 호흡 곤란을 겪었으며 1566년 7월 사망했다. 그는 죽기 1개월 전에 이미 자신의 죽음도 예언했다고 한다.

33장

경험과 미신과 이론 사이에서

괴혈병을 이겨 낸 의사들

비타민 C가 부족해서 생기는 괴혈병은 잇몸이 스펀지처럼 되면서 부어오르고 피가 나며, 피부에 여기저기 커다란 멍이 들고, 관절에는 물이 차고, 쉽게 피로해지다가 결국에는 심장 기능 상실로 사망에 이르게 된다. 이 병은 대항해 시대 이래 장기간의 항해를 입으로 하는 뱃사람의 고질병으로 여겨지고 있었다. 바스쿠 다 가마(Vasco da Gama, 1469~1524년)는 1499년 인도 항해 중 선원의 3분의 2를, 페르디난드 마젤란(Ferdinand Magellan, 1480~1521년)은 태평양 횡단 때 80퍼센트의 선원을 이 병으로 잃었다.

18세기 이 병의 예방법을 알아내려고 애쓴 인물이 영국 해군의 군의였던 제임스 린드(James Lind, 1716~1794년)였다. 그는 신맛 나는 과일을 먹으면 괴혈병에 걸리지 않는다는, 선원 사이에 전해 오는 이야기를 실험으로 증명하려고 애썼는데 1753년 「괴혈병에 관한 논고(A Treatise on Scurvy)」에서 "2개의 오렌지와 1개의 레몬을 준 환자는 완치되었고 탄산 음료만 준 환자는 부분적인 회복만 보였다."라고 기록하고 있다.

린드가 논문을 발표하고 16년 후인 1769년, 런던의 윌리엄 스타크(William Stark, 1740~1770년)라는 의사가 "2주 동안 빵과 물만 먹고도 별문제가 없었고 건강도 금방 회복되었다."라는 벤저민 프랭클린의 글을 읽고 '인간에게 필수적인 가장 간단한 음식'은 무엇일지 알아보는 실험을 계획했다. 이 시기는 영국에서 비만 인구가 급증하고 과식으로 인한 질병이 급증하던 때였기 때문에 만화가들은 비대한 모습으로 거드름을 피우다 통풍으로 고생하는 신사들을 유머의 소재로 비꼬고 있었다. 스타크는 에드워드 제너(Edward Jenner, 1749~1823년)의 스승인 존 헌터(John Hunter, 1728~1793년)의 친구였고 미국의 벤저민 프랭클린과도 잘 아는 사이였으며, 당시 런던에서 가장 유명한 의사였던 존 프링글(John Pringle, 1707~1782년)과도 친분이 있었던 인물이었다.

그는 10주 동안 빵과 물, 가끔 올리브 기름이나 설탕만을 먹는 생활을 계속했다. 그다음에는 가끔 밀가루와 기름, 빵과 꿀에 더해 거위고기와 삶은 육류를 먹었는데 지방과 육류 중 어떤 것이 더 영양분이 많은가를 알아보려 했던 것이었다. 그런데 이때쯤 괴혈병 증상이 나타났다. 그는 프링글 의사와 상의를 했지만 린드의 논문을 믿지 않았던 프링글은 염분을 먹지 말라는 충고를 했다. 괴혈병은 바다의 공기 때문에 땀이 잘 안 나서, 즉 몸속 염분이 배출이 안 돼서 생기는 병이라는 것이 당시 의학계의 상식이었기 때문이다. 그래서 스타크는 몸에 많이 쌓인다는 염분을 줄이기 위해 계획을 변경했다. 원래 계획에 따르면 채소와 과일을 먹을 차례였는데 벌꿀 푸딩과 치즈만을 먹기로 식단을 바꿨던 것이다. 원래대로 채소를 먼저 시험해 보기만 했어도 살 수 있었을 무모하고 용감했던 스타크는 실험 시작 9개월 만에 괴혈병으로 사망했다.

스타크의 죽음 이후 42년이 지난 1811년, 영국 해군은 식단에 레몬 주스를 추가해 괴혈병 예방에 성공한다. 그리고 96년이 지난 1907년 노르웨이의 악셀 홀스트(Axel Holst, 1860~1931년)와 테오도르 프뢸리히(Theodor Frølich, 1870~1947년)가 우연히 괴혈병의 동물 모델을 개발했다. 크리스티안 에이크만(Christiaan Eijkman, 1858~1930년)이 했던 것처럼 각기병을 일으키기 위해 기니피그로 실험을 하던 중 곡물과 흰 빵만을 먹인 기니피그에서 각기병이 아니라 괴혈병이 생기는 것을 발견했던 것이다. 이 모델의 발견으로 괴혈병 연구는 활기를 띠게 되었고 25년 후인 1932년 드디어 헝가리의 화학자 센트죄르지 알베르트(Albert Szent-Györgyi, 1893~1986년)가 아스코르브산(ascorbic acid), 즉 비타민 C를 발견했다.

34장

"이 녀석이 집으로 돌아갔으면 좋겠군."

애스틀리 쿠퍼

1820년 영국 왕 조지 4세(George IV, 1762~1830)는 왕실 주치의인 에버라드 홈(Everard Home, 1756~1832년)과 당시 런던에서 가장 유명한 외과 의사였던 애스틀리 쿠퍼(Astley Cooper, 1768~1841년), 그리고 후일 영국 여왕 알렉산드리아나 빅토리아(Alexandrina Victoria, 1819~1901년)의 주치의가 되는 청년 의사 벤저민 브로디(Benjamin Brodie, 1783~1862년)를 불러 머리에 생긴 혹을 수술로 떼어 달라고 부탁했다. 진찰 결과 종양은 서서히 커지는 듯했으며 만지면 통증이 있는 것으로 보아 약간 염증이 있어 보였으므로 의사진은 수술을 연기하는 편이 좋겠다고 건의했다.

다음 해 국왕의 비서가 다시 한번 왕을 진찰하도록 쿠퍼를 왕이 머물던 별장으로 소환했다. 밤중에 국왕은 쿠퍼의 방에 찾아와 "나는 지금 당장 수술을 받고 싶네. 내 머리에서 이것을 제거해 주게."라고 명령했으나 신중한 쿠퍼는 이런 종류의 간단한 수술 후에도 감염증으로 사망한 증례가 있다며 아무도 없는 별장에서 야심한 시각에 왕을 혼자 수술하기는 곤란하다고 답했다. 그리고 다른 외과 의사가 입회했을 때만 수술을 할 수 있다며, 홈, 브로디, 그리고 왕년의 스승 헨리 크라인(Henry Cline, 1750~1827년)을 추천했다.

2~3일 후 4명의 의사와 환자는 런던에서 만났다. 쿠퍼는 당연히 주치의인 홈이 집도하는 것으로 생각하고 있었다. 그러나 홈은 정중히 집도를 사양했다. 다음으로 서열이 높은 인물은 크라인이었으나 왕은 "짐의 서열은 어디가 되는가?"라며 쿠퍼가 집도할 것을 고집했다. 수술 기구조차도 가지고 오지 않았던 쿠퍼는 홈으로부터 메스를 빌리고 크라인의 도움을 받아 수술을 시작할 수밖에 없었다.

왕은 창가의 의자에 앉았고 쿠퍼는 종양을 절개해 내용물을 배제한 후 두피로부터 박리해 떼어 냈다. 왕은 의사들에게 "서두르지 않아도 되네."라고 말하며 수술을 잘 참아 냈다.[1] 수술이 끝난 후에 왕이 "이 종양을 자네들은 무어라고 부르는가?"라고 묻자 쿠퍼가 "일종의 스테아토마(steatoma, 지방종의 라틴 어 표기)입니다."라고 대답하자 왕은 "그렇다면 이 녀석이 더는 날 괴롭히지 말고 '집으로 돌아갔으면(stay at home)' 좋겠군."라며 농담을 던지는 여유를 보였다.

수술 3일 후에 왕이 머리 전체가 아프다고 호소해 쿠퍼를 놀라게 했으나 다음 날 통풍 발작이 있은 후 나아졌고 두피의 상처도 깨끗이 아물었다. 2주 후 왕은 쿠퍼를 준남작에 봉하고 500기니나 하는 탁

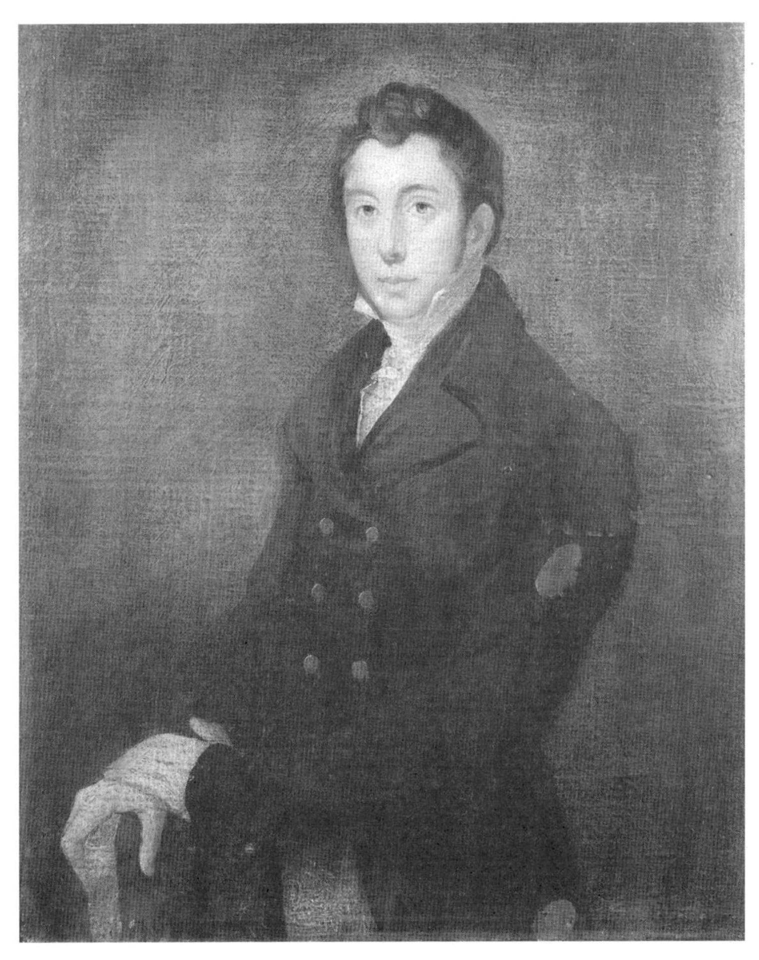

애스틀리 쿠퍼의 초상화.

상 스탠드를 하사해 감사의 뜻을 표했다.[2]

쿠퍼는 부자나 가난한 환자를 차별하지 않고 모든 환자에게 친절히 대하는 성실하고 근면한 인물이었다. 그는 오전 6시에 (유명해지면서는 오전 4, 5시에도 일어나야 했다.) 기상해 오전 8시까지 자신의 해부실에서 해부 연습을 하고[3] 버터 빵 2쪽과 홍차로 아침을 먹고 오후 1시까지 자유 진료를 한 다음 가이스 병원에서 회진을 돌고 바로 옆의 세인트 토머스 병원에서 해부학을 강의한 후 100명이 넘는 학생을 지도하거나 수술을 했다. 그리고 오후 7시에 자택에 돌아와 급한 저녁 식사를 마치면 10분 동안 소파에서 눈을 붙인 뒤 다시 병원으로 돌아가 환자를 보거나 강의를 하는 것이 일상이었다.

쿠퍼는 1817년 복부대동맥 결찰을 처음 시도한 동맥류 수술의 선구자였으며 1824년 고관절 절단에 성공한 최초의 외과 의사이기도 했다.[4] 그의 수술은 대담하고도 신속했는데, 동료들은 그의 실력이 최고임을 조금도 의심하지 않았지만 겸손한 쿠퍼 본인은 섬세함이 부족하다고 느끼고 있었다. 그는 당시 런던의 모든 의사와 의학생이 동경한 외과 의사의 모범이었다.

35장

제임스 배리의 정체

서양 최초의 여의사

그동안 서양 최초의 여의사로 공인받아 왔던 1849년 미국의 엘리자베스 블랙웰(Elizabeth Blackwell, 1821~1910년)보다 37년 앞선 1812년 영국에 이미 여의사가 있었다는 학설이 최근에 보고되었다. 1809년에 에든버러 의과 대학에 입학한 제임스 배리(James Barry, 1785~1865년)라는 인물이 사실은 신분을 속이고 남장을 했던 아일랜드 출신의 마거릿 버클리(Margaret Bulkley)였으며, 따라서 그녀가 서양 최초의 여성 의사라는 것이다.

의과 대학 진학을 위해 에든버러에 도착하면서부터 남장을 한 배리는 공부도 잘했다고 한다. 그녀는 거의 모든 과목의 시험을 단번에 통과해 1812년에 의사 자격을 획득했고, 이듬해 런던의 가이스 병원과 세인트 토머스 병원이 공동 개설한 외과 연수 과정을 이수하고

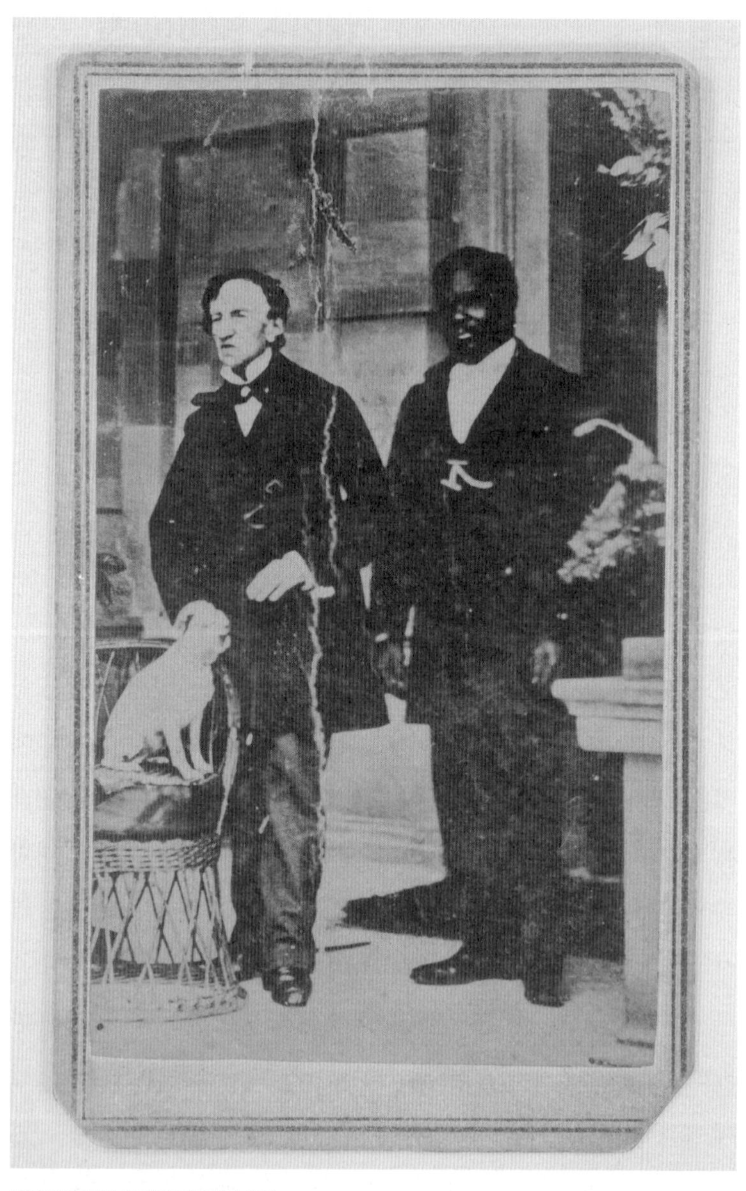

배리와 집사 존, 반려견 프시케의 사진.

왕립 외과 의사 시험에 합격했다. 그녀는 곧 군에 입대하는데 이것은 친척 중 한 명이 장군이었기 때문이기도 했지만, 군대야말로 자신의 비밀을 숨기기에 더없이 좋은 곳이었고 나폴레옹 전쟁으로 많은 군의관이 필요했던 육군이 자신을 별 의심 없이 받아 줄 것으로 기대했기 때문인 듯싶다.

군의관 배리는 1815년 6월에 벌어진 워털루 전투를 시작으로 인도, 남아프리카공화국, 지중해 연안, 캐나다를 전전하면서 야전 병원과 감옥, 한센병 환자 수용소의 위생 환경을 개선하고 환자의 처우와 영양 상태 향상에 힘썼다. 남아프리카에서는 모자가 모두 생존한 최초의 제왕 절개 수술에 성공했는데, 이는 남아프리카공화국 의학 역사에 남은 대단한 의학적 성과였다. 아이의 부모는 감사하는 마음을 담아 아기의 이름을 '제임스 배리 무니크(James Barry Munnik)'라고 지었다고 한다.

그녀는 환자에게는 친절했지만, 동료나 상사와는 잘 어울리지 못했던 것 같다. 크림 전쟁 때는 백의의 천사로 유명한 플로렌스 나이팅게일(Florence Nightingale, 1820~1910년)과 언쟁을 벌인 적도 있다. 나이팅게일은 "나는 병원 뜰에 선 채로 수많은 사람이 지켜보는 가운데 말 위에 올라탄 그로부터 모욕적인 훈계를 들어야만 했는데 …… 그는 내가 본 가장 무례한 인물 중의 한 명이었다. …… 그는 환자를 대하는 태도가 상냥하고 직업적 기술이 뛰어난 의사였으며 병사의 음식과 위생을 향상시키려 애썼다. 그는 채식주의자면서 절대 금주주의자였는데 언제나 존이라는 남자 하인 한 명과 개를 동반하고 다녔다. 그의 사후 나는 그가 사실은 여자였다는 이야기를 들었다."라고 당시를 회상했다.

작은 키, 왜소한 체격, 부드러운 손, 특이하고 새된 목소리에도 불구하고 주위 사람은 그녀가 여성이라는 사실을 눈치채지 못했다. 그녀는 평생 남 앞에서 옷을 갈아입지 않았으며, 1865년 이질에 걸려 죽기 직전에도 자신의 시체를 절대로 남에게 보이지 말고 반드시 사망 시의 복장 그대로 매장하라는 유언을 남겼지만 시체를 살펴본 하녀가 소문을 퍼트렸고 신문들이 이를 보도하기에 이르렀다. 한편 일생을 군의관으로 근무한 고위직 장교의 성별도 제대로 파악하지 못했다는 여론의 비난이 두려웠던 영국 육군은 배리가 여성이었다는 사실을 공식적으로 부인했다.

그러나 최근 옥스퍼드 인명 사전이 배리에 대해 "1865년에 의학교를 졸업한 엘리자베스 앤더슨(Elizabeth Anderson, 1836~1917년)이 이제껏 누려 왔던 '영국 최초의 여의사'라는 명예를 차지할 자격이 있다."라고 기술한 것을 보면, 학계에서도 배리가 여성이었으며 따라서 그녀가 영국 최초의 여자 의사였다는 새로운 학설이 점차 지지를 얻는 것 같다.

36장

각기병을 막아 낸 '보리밥 남작'

다카기 가네히로

다카기 가네히로(高木兼寛 1849~1920년)는 1849년에 일본 규슈 미야자키 현에서 태어났다. 그는 1866년 가고시마 현에서 한의학을 배우고 군의관이 되어 1868년 일본 내전인 무진 전쟁에 참가했는데, 여기서 서양 의학을 배운 의사에 비해 자신의 실력이 형편없음을 깨닫고 고향에 돌아와 마침 지방 정부의 초청으로 규슈 지역을 방문 중이던 서양 의사에게 영어와 의학을 배웠다.

메이지 유신으로 막부가 무너지고 일본에 새로운 체제가 성립하자 그는 해군에 군의관으로 입대, 영국에 유학했고, 세인트 토머스 병원 의학교에서 의학을 배운 후 귀국해 도쿄 해군 병원의 원장이 되었다. 그가 각기병을 연구하게 되는 계기는 1884년에 태평양 횡단 연습 항해에 나섰던 일본 군함의 승무원 371명 중 약 반수가 각기병에 걸리고 그중 25명이 사망한 사건이었다. 당시 너무나도 많은 병사가 각기병으로 쓰러졌던 이 배는 선장과 장교까지 나서서 교대로 증기기관에 석탄을 집어넣는 우여곡절을 거친 끝에 겨우 일본으로 돌아올 수 있었다. 전쟁 시에 이런 일이 일어나면 큰일이다 싶었던 일본 해군은 이 병의 연구를 다카기에게 맡기게 된다.[1)]

다카기는 연구를 시작하면서 우선 병사의 의식주와 근무 상태를 조사하고 생활 환경에 따른 각기병의 발생율 차이를 비교해 보았다. 그 결과 그는 병사의 식사가 병의 원인이 아닐까 생각하게 되었다.[2)] 그는 급식이 원인인 것 같다는 자신의 가설을 상부에 보고한 후 다음 해에 병사를 대상으로 실험을 시작했다.

그는 전에 각기병으로 많은 선원을 잃었던 일본 해군의 태평양 횡단 항해와 대조하기 위해 333명의 선원을 태운 군함으로 약 9개월에 걸쳐서 같은 항로를 따라 하와이까지 가는 장기간 실험을 계획했다. 그는 배의 승무원에게 서양, 즉 영국 해군 방식대로 빵과 육류, 생선, 우유, 채소로 이루어진 양식 메뉴를 급식했다. 배가 출항한 후 잠도 잘 못 자면서 결과를 기다리던 다카기 군의관에게 8개월 후 드디어 하와이로부터 전보가 전해졌다. 환자가 1명도 발생하지 않았다는 보고였다.

이 실험으로 자신을 얻은 다카기는 약 5,000명의 해군 병사에게 주식으로 빵을 배급하는 결단을 내렸다. 그러나 쌀밥에 익숙했던 병사들은 빵을 싫어했다. 이들이 빵을 바다에 자꾸 버렸기 때문에 함선 주위 바다에 빵이 가득할 정도였다고 한다. 그래서 다카기는 할 수 없이 밥에 보리를 섞어서 지급하는 아이디어를 냈다. 각기에는 보리가 좋다는 예로부터의 민간 요법을 써 보기로 한 것이다. 이 방법이 효과가 있어서 그 후 일본 해군에는 각기병이 거의 발생하지 않았다. 이즈음 그는 해군의 의료 총책임자인 군의총감이 되었다.

그러나 다카기의 이러한 조치에 반대하는 의사도 있었다. 그 중심 인물이 모리 오가이(森鷗外, 1862~1922년)였는데 도쿄 제국 대학 의과 대학을 최연소로 졸업한 수재였다. 그는 독일에 4년 동안 유학해 라이프치히, 뮌헨, 베를린 등지에서 위생학과 세균학을 연구한 우수한 의학자로 후일 육군의 군의총감이 되는 인물이었다. 당시 세계 의학은 독일이 주도했고 그 중심 학문은 세균학이었다. 즉 이 시기에는 거의 모든 병이 세균 때문에 생긴다는 개념이 유행했다. 각기병도 마찬가지였는데 당시에는 각기병이 세균 때문에 발생한다는 논문이 적지 않게 발표되고 있었다. 즉 각기병은 세균에 의한 병인데 확실한 원인균만 아직 발견하지 못하고 있음을 믿는, 그런 분위기였다. 따라서 독일에 장기간 유학하고 온 일본 최고의 의학 엘리트 모리로서는 제대로 된 서양 의학을 배운 적이 없는 다카기가 뭘 몰라서 민간 요법을 주장한다고 생각했을 것 같다.

모리는 병사들이 먹는 서양식 메뉴와 일본식 메뉴를 비교한 결과 독일에서 배운 대로 영양의 3대 요소인 탄수화물, 지방, 단백질 어느 것도 별 차이가 없으며 따라서 군이 병사의 급식을 서양식으로 바꿀 필요가 없다는 논문으로 다카기를 비판했다. 그는 양식이나 보리밥으로 각기병을 예방할 수 있다는 것은 "논리적으로 틀린" 이론이라며 "한의사 출신이 추천하는 보리밥을 군대에서 채용함은 말도 안 된다."라고 주장했다. 그러나 이런 주장은 청일 전쟁과 러일 전쟁을 거치면서 잘못으로 밝혀졌다.

청일 전쟁이 일어나자 일본은 17만 명을 한반도와 중국 본토에 파병했는데 이 전쟁에서 육군은 쌀밥을, 해군은 보리밥을 지급했다. 당시 상식으로는 쌀밥이 보리밥보다 좋은 것이었기 때문에 일반인은 육군의 병사 대우가 더 좋다고 느꼈다. 그러나 이 전쟁에서 육군에서는 약 4만 명이 각기병에 걸려 약 4,000명이 사망한 데 비해 해군의 사망자는 겨우 3명에 그쳤다.

러일 전쟁도 마찬가지였다. 이 전쟁에서 일본은 약 100만 명의 병사를 전장에 보냈는데 육군과 해군의 급식도 그대로였고 각기병 환자 발생수도 거의 비슷한 양상을 보였다. 이 전쟁 당시 육군에서 각기병 환자가 약 20만 명 발생해 약 2만 7000명이 사망했던 것에 비해 해군은 거의 인명 피해가 없었다. 이런 명확한 차이를 확인한 육군도 결국 전쟁이 끝나기 3개월쯤 전부터는 병사들에게 보리밥을 지급하도록 방침을 바꾸었다. 다카기는 보리밥을 급식으로 채용해 각기병을 예방한 공로로 남작에 봉해지는데 사람들은 그를 친하게 부를 때 '보리밥 남작님'이라고 불렀다고 한다.[3)]

이렇게 군대의 필요에 의해 19세기 말에 각기병은 예방이 가능하게 되었지만, 의학적으로 이 병의 원인이 비타민 B1 결핍이라고 밝혀지는 것은 다카기가 죽고 나서 13년이 지난 뒤인 1933년의 일이었다. 극히 적은 양으로 생명 유지에 필수적인 생물 활성을 나타내는 비타민이라는 물질이 존재한다는 개념은 탄수화물, 지방, 단백질이 영양의 3대 요소라는 사실이 겨우 알려지기 시작했던 20세기 초 의학자들로서는 도저히 알 수 없었던 미래의 지식이었던 것이다.

37장

음악을 사랑했던 외과의

테오도어 빌로트

복부 외과의 개척자인 테오도어 빌로트(Theodor Billroth, 1829~1894년)는 현대 외과학의 발전에 가장 크게 공헌한 의사였다. 그가 개발한 수술법은 약간씩 변형되기는 했어도 아직까지 쓰이고 있으며, 적어도 그의 이름을 모르는 외과 의사는 우리나라에 없을 것으로 생각된다.

1852년 9월 30일 베를린 대학교에서 학위를 받고 의사 면허 시험에 합격한 빌로트는 1853년 빈 유학에서 돌아와 개업했으나 환자가 거의 없어(2개월 동안 1명도 없었다는 이야기도 있다.) 병원 문을 닫고 베른하르트 폰 랑겐베크(Bernhard von Langenbeck, 1810~1887년)의 조수로 들어갔다. 랑겐베크는 베를린 대학교 외과에서 담낭 절제술을 비롯해 20여 종의 수술 방법을 개발한 의사였다.

그 후 취리히의 외과 교수를 거쳐 빈 대학교의 외과 교수가 된

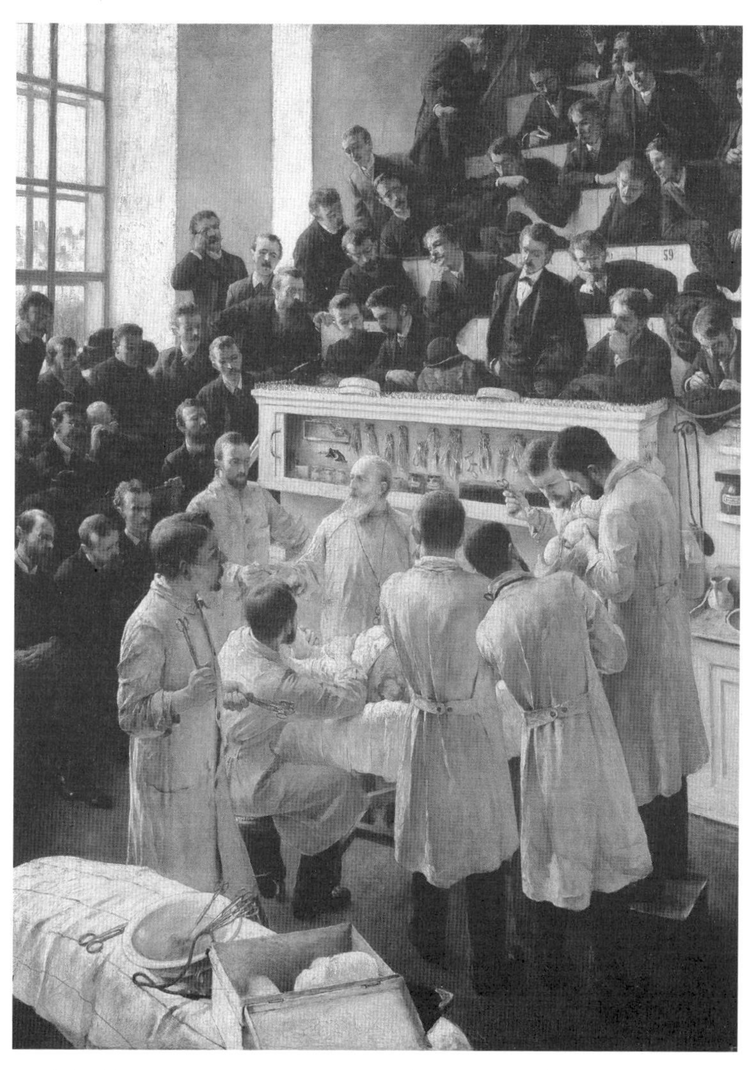

아달베르트 셀리그만(Adalbert Seligmann, 1862~1945년)의 「빈 대학교에서 강연하는 테오도어 빌로트(Der Billroth'sche Hörsaal im Wiener Allgemeinen Krankenhaus)」.

빌로트는 리스터의 무균법을 남보다 먼저 받아들여 당시까지 접근이 불가능하다고 여겨져 왔던 여러 장기의 수술에 차례로 성공해 세계를 놀라게 했다. 1872년 식도를 절제한 것을 시작으로, 1873년 후두전적출술, 최초의 곧창자암 수술(1876년까지 33건의 증례를 수술) 등 시대를 앞서가는 새로운 수술이 그의 지도 하에 이루어졌다.

그의 여러 수술 중에서도 가장 유명한, '빌로트의 위암 수술법'이라는 이름이 붙게 된 세계 최초의 부분 위 절제술은 1881년에 이루어졌다. 환자는 위의 날문 부분에 암이 생긴 테레제 헬러(Therese Heller)라는 43세의 여자였다. 그녀는 조금만 먹어도 구토를 해서 3개월 동안 아무것도 먹지 못한 상태였는데 배에 움직이는 종괴가 만져지고 있었다. 마취 유도 시간을 포함해 1시간 30분가량 걸린 수술에서 약 14센티미터 길이의 위가 암 조직과 함께 잘려 나왔고 절단 부위 50여 곳을 봉합해 위-십이지장 문합이 이루어졌다. 이 성공적인 수술로 잠시 증상이 호전되기는 했지만, 결국 환자는 암이 전이되어 수개월 후에 사망했다. 그때 빌로트가 절제한 위의 병리 표본은 지금도 빈 종합 병원에 전시되어 있다.

빌로트는 훌륭한 교육자이기도 했는데, 그의 교실은 독일어권의 외과 교수 제조 공장이라고 불릴 만큼 수많은 지도자를 배출했다. 이때는 독일이 세계 의학을 선도하던 시기였으므로, 조금 과장해서 말하자면 19세기 말에는 세계 외과가 그의 영향 아래 있다고 해도 과언이 아니었다. 그의 외과 의사 양성 과정은 수년에 걸쳐 시체를 이용한 수술 연습 및 동물 실험으로 기본을 다지고, 그 후 2~3년간은 문헌을 읽고 새로운 기술을 연마하며 수술 시 조수를 맡는 엄격한 것이었다. 그는 "국가의 장래가 국민에게 달려 있듯이, 학교의 장래는 학생에게 달려 있다."라며 제자들을 독려했다고 한다.

음악을 좋아했던 빌로트는 오케스트라에서 제2바이올린이나 비올라를 연주할 수 있을 정도로 탁월한 실력을 갖춘 연주가였으며 취리히 심포니 오케스트라를 객원 지휘한 일도 있었다. 그와 장년에 걸쳐 두터운 우정을 나누었던 작곡가 요하네스 브람스(Johannes Brahms, 1833~1897년)는 1873년 자신의 현악 사중주 두 곡(「현악 사중주 1번 다단조」, 「현악 사중주 2번 가단조」)을 빌로트에게 헌정하기도 했다. 외국의 일부 외과 의사는 이 두 곡을 현재에도 시행되는 빌로트의 위암 수술법 이름에 빗대어 빌로트 I, 빌로트 II라는 별명으로 부르고 있다.

38장

콧물이나 만들어 내는 줄 알았더니

골상학과 언어 중추의 발견

중세까지 콧물이나 만들어 내는 별 쓸모없는 기관으로 알려져 왔던 뇌가, 인간의 정신이나 행동의 중추임이 밝혀지기 시작한 시점은 19세기였다. 뇌 기능에 관한 연구는 주로 동물을 사용한 실험으로 이루어졌는데, 이즈음의 의사들은 동물의 대뇌를 상당 부분 제거해도 행동에 큰 장애가 나타나지 않는 것으로 보아 뇌는 전체가 하나의 기관으로 작용한다고 생각하고 있었다. 이러한 학계의 정설에 도전해, 대뇌 겉질이 부위에 따라 각기 다른 기능을 맡고 있다고 주장한 사람이 빈의 프란츠 갈(Franz Gall, 1758~1828년)이었다.

그는 어려서부터 다른 공부는 잘했지만 라틴 어만큼은 재능이 없어서 라틴 어를 잘하는 친구들에게 심한 열등감이 있었다. 의사가 된 그는 라틴 어를 잘하는 주변 사람들을 유심히 관찰해 한 가지 공통

점을 발견했다. 라틴 어를 잘하는 인간은 모두 눈이 크고 안구가 튀어나온 듯이 보였던 것이다. 뛰어난 해부학자였던 그는 언어에 관여하는 뇌 영역이 안구 뒤에 있으며, 그 영역이 발달해 커지다 보니 라틴어를 잘하는 인간들의 눈이 튀어나온다고 추리했다. 안구 바로 위에 대뇌 이마엽이 있으므로, 여기에 언어 암기를 담당하는 영역이 있을 것이라는 추론이었다.

이는 과학적으로 잘못된, 황당한 추론이었다. 그러나 그는 확신을 가지고 이런 식으로 대뇌 표면의 거의 모든 영역에 정신 활동에 관여하는 기능들을 할당했다. 각각의 기능이 발달한 인간은 그에 해당하는 뇌 영역이 커지고, 커진 부분은 바깥에 있는 머리뼈를 밀어 올리게 된다. 그러므로 머리뼈의 모양을 살펴보면 그 인간이 가지고 있는 재능을 알 수 있다는, 이른바 골상학(骨相學, Phrenology)이 시작되었던 것이다. 머리뼈를 만져 보고 그 사람의 재능과 운세를 점쳐 준다는 갈의 빈 병원에 수많은 이가 몰려들었다.

오스트리아의 교회와 정부가 갈이 미신을 조장하는 돌팔이라며 핍박을 가하자, 그는 파리로 옮겨 가서 골상학 연구를 계속했다. 어느 한 분야에 뛰어난 인물, 정신병자, 범죄자 등 특징이 있는 사람이라면 누구라도 찾아가 만나며 머리뼈 모양을 꾸준히 조사한 그는 평생 300개의 머리뼈를 수집했고, 120명의 머리뼈 모형을 석고로 떴다. 그는 27개의 기능을 대뇌의 각 부위와 연관시켰는데, 그중에는 아이들을 사랑하는 기능, 파괴적인 기능, 순종적인 기능도 있었다. 현대인이 보기에는 좀 우스꽝스럽지만, 그가 창시한 이 골상학은 당시 엄청난

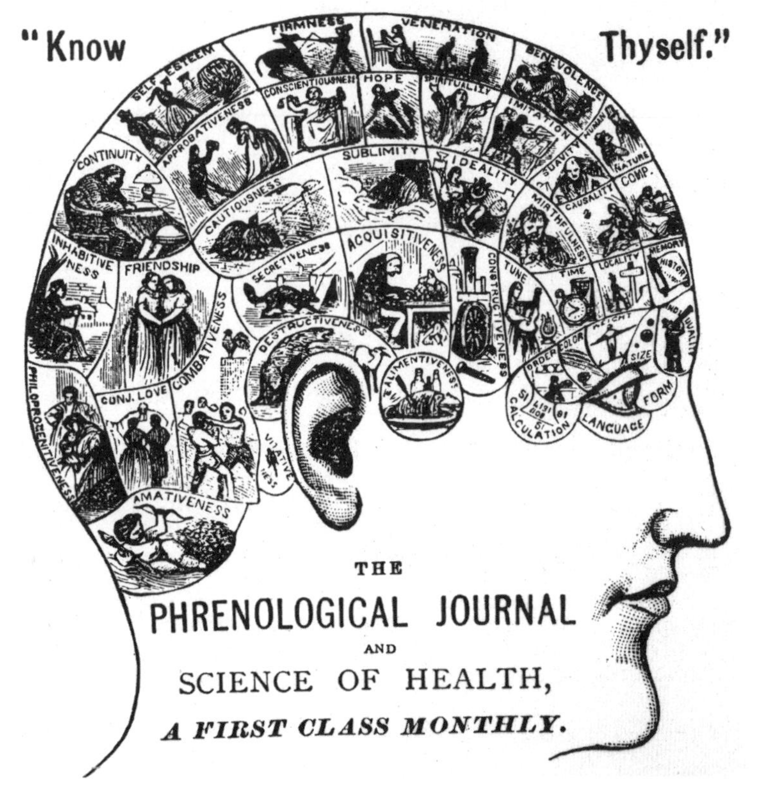

각 머리뼈 부위가 담당하는 분야들을 나타내는 1883년의 골상학 그림.

인기를 끌었고 아직도 서구 사회에 적지 않은 영향을 미치고 있다.

한편, 골상학의 근거가 되었던 뇌의 기능 국재설은 프랑스의 외과 의사 폴 브로카(Paul Broca, 1824~1880년)와 루이스 르보르뉴(Louis Leborgne)라는 환자를 통해 사실로 증명되었다. "탕"이라는 별명으로 불리던 이 남성은 37세 때 오른쪽 반신에 운동성 마비가 와서 44세 때부터는 침대에 누워 살았는데, 다리 염증이 악화되어 브로카가 근무하던 비세트르 병원에 입원한 환자였다. 그는 글을 읽고 쓰기는 가능했으나 언어는 "탕, 탕"이라는 발음 외에 전혀 이야기를 할 수 없었다. 항생제가 없던 당시 탕의 심하게 곪은 다리는 치료가 불가능했다. 탕이 사망하자 브로카는 시체를 해부해, 좌측 대뇌반구 이마엽 하부에 커다랗고 오래된 뇌경색의 흔적을 발견했다. 해부 다음 날, 인류학회에서 그는 이 뇌를 보여 주며 자신이 언어를 담당하는 뇌의 부위를 발견했다고 설득력 있게 주장할 수 있었다. 1861년의 일이었다.[1)]

최근에 밝혀진 일이지만, 실어증에 관한 연구는 브로카가 처음이 아니었다. 마르크 닥스(Marc Dax, 1770~1837년)라는 의사가 1836년에 자신이 조사한 40명이 넘는 실어증 환자들이 모두 좌측 대뇌반구에 손상이 있었다고 발표한 적이 있었던 것이다.[2)] 오늘날에는 대뇌겉질 언어 영역 발견의 선취권이 닥스에게 있다는 의견을 지지하는 학자가 많다. 닥스의 관찰은 모두 임상적인 예이고 브로카는 스스로 해부한 증례들이라는 게 다를 뿐이라는 것이다.[3)]

39장

현미경이 안겨 준 행복과 불행

로베르트 코흐 ❶

독일 하노버 주[1]의 산골 마을 클라우스탈에서 태어난 로베르트 코흐(Robert Koch, 1843~1910년)는 1866년 괴팅겐 대학교를 졸업하고 의사가 되었다. 그는 1870년 보불 전쟁이 터지자 프러시아의 군의관으로 자원할 정도로 모험심이 강한 청년이었다. 그런데 전장에서 활약해서 훈장이라도 타 보려던 그의 꿈은 프러시아가 몇 달 만에 전격적으로 승리해 버리자 물거품이 되고 말았다. 변변한 전투도 한 번 경험해 보지 못하고 다시 민간인으로 돌아온 코흐는 이곳저곳 병원을 전전하며 근무하다 볼슈타인이라는 마을에 자그마한 진료소를 열었다.

코흐가 평범한 시골 의사의 삶을 살기로 작정한 것은 어려서부터 좋아했던 엠마 프라츠(Emma Fraatz, 1847~1913년)와 결혼했기 때문이었다. 신랑감인 코흐가 모험을 좋아한다는 것을 꿰뚫어 본 이 아가씨는 프러포즈를 받자 "당신이 모험이나 탐험을 그만두고 선량한 개업의가 되어 여유롭고 안락한 생활을 약속한다면"이라는 조건을 달아 결혼을 승낙했던 것이다.

결혼 후 몇 년이 지나자 진료소를 찾는 환자도 많아졌고 코흐의 수입도 불어났다. 부인은 평온한 시골 생활에 매우 만족해했다. 하지만 에너지가 넘치는 코흐는 반복되는 일상에 싫증을 느끼며 따분해하기 시작했다. 그러던 코흐의 어느 생일날, 부인은 무료함을 주체하지 못하는 남편을 위해 새로 발매된 칼 자이스 사의 현미경을 선물했다. 의도한 바는 아니었지만 결과적으로 가족의 장래와 세계 의학의 판도를 바꾸어 놓게 되는, 값비싼 선물이었다.

현미경을 받은 코흐는 물고기가 물을 만난 듯 세균학 연구에 몰두했다. 먼저 가축 전염병의 원인이던 탄저균(*Bacillus anthracis*)의 완전한 생활사를 세계 최초로 밝혀낸 그는 스승 페르디난트 콘(Ferdinand Cohn, 1828~1898년)의 연구소에서 자기의 실험 방법과 결과를 발표했다. 사흘에 걸친 설명회는 각지에서 모여든 저명한 학자들에게 깊은 감명을 주었다. 발표를 마치고 의기양양해서 볼슈타인의 진료소로 돌아온 코흐는 이미 예전의 시골 의사가 아니었다.

그러나 코흐가 거둔 학문적 성공은 결혼 전에 부인이 두려워했던 바로 그 상황을 초래하고 말았다. 한적한 마을의 동네 의사에서 어느새 세계적인 학자로 변신해 버린 코흐의 가정은 도저히 예전과 같은 평화로운 생활을 유지할 수가 없었다. 끝없이 집으로 찾아오는 손님, 환자는커녕 가족도 돌보지 않으며 연구에만 몰두하는 남편, 그 결과인 형편없는 진료 수입 등등에 넌덜머리가 난 부인은 결국 코흐의 곁을 떠나고 말았다.

가정의 평화는 깨어졌지만 코흐의 연구는 계속되었다. 1877년에는 세균의 고정법과 염색법을 개발했고, 1878년에는 외상에 합병되는 6종류의 세균을 동정·배양해 그 병리 소견과 같이 발표했다. 수술 후에 생기는 상처의 염증이 세균에 의한 것임을 확인한 역사적인 업적이었다. 코흐는 승승장구를 거듭해 1882년에 결핵균(*Mycobacterium tuberculosis*)을 발견했고, 이듬해인 1883년에는 이집트와 인도에 발생한 콜레라의 원인을 찾기 위한 독일 의학 조사단의 단장으로 현지에 가서 비브리오 콜레라균(*Vibrio cholerae*)과 그 전염 경로를 밝혀내는 성과를 올렸다.

코흐는 1885년에 베를린 대학교 교수로 임용되었다. 그는 게오르크 가프키(Georg Gaffky, 1850~1918년), 프리드리히 뢰플러(Friedrich Loeffler, 1852~1915년), 리처드 파이퍼(Richard Pfeiffer, 1858~1945년), 윌리엄 웰치(William Welch, 1850~1934년), 기타자토 시바사부로(北里柴三郎, 1853~1931년) 등 세계 각국에서 온 제자와 함께 연구에 몰두했고, 그의 지도를 받아 탄저균, 디프테리아균(*Corynebacterium diphtheriae*), 파상풍균(*Clostridium tetani*), 폐렴균(*Pneumococcus*), 뇌척수막염균(*Neisseria meningitidis*), 이질균(*Shigella*) 등이 속속 발견되었다.

1893년, 세월이 흘러 52세가 된 코흐는 23세밖에 안 된 헤드윅 프라이베르그(Hedwig Freiberg, 1872~1910년) 양과 결혼했다. 두 사람의 엄청난 나이 차이는 코흐의 명성을 떨어트리는 결과를 가져왔다. 그

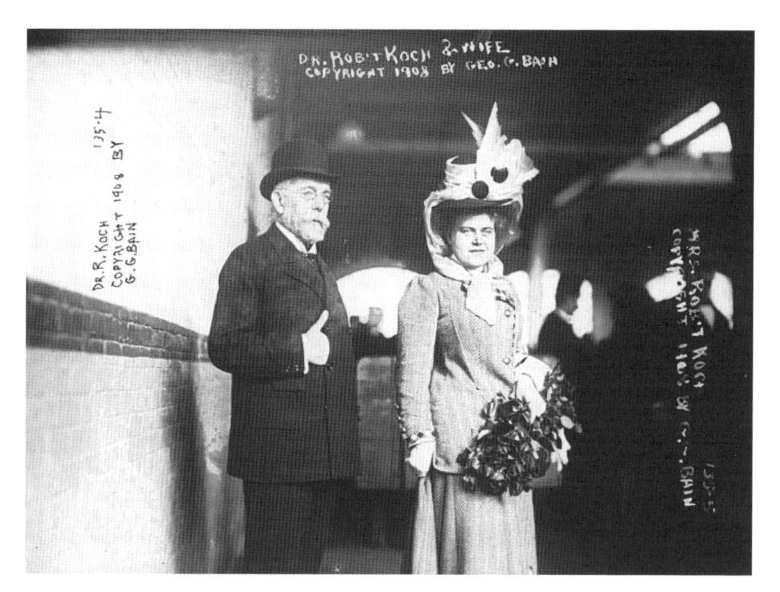

1908년 촬영된 코흐 부부의 사진.

러나 만년의 코흐는 이 두 번째 부인의 헌신적인 사랑에 힘입어 개인적으로는 행복한 나날을 보낼 수 있었다. 1905년 노벨 생리·의학상을 받은 코흐는 1910년 5월 27일, 67세의 나이에 심장 기능 상실로 사망했다.

40장

세균학 창시자의 쓸쓸했던 말년

로베르트 코흐 ❷

세균학의 창시자로 불리는 코흐는 1876년 혜성과 같이 독일 의학계에 나타났다. 부인을 조수로 삼아 독학한 시골의 개업 의사였던 그가 어느 날 가축 전염병의 원인인 탄저균의 완전한 생활사를 최초로 밝혀내며 학계에 등장했던 것이다. 그의 무기는 28세의 생일날 부인으로부터 선물받은, 칼 자이스 사의 최신식 현미경이었다. 혼자서 현미경 사용법을 개선하고 육즙 배지 대신 감자 절편을 이용해 세균을 순수하게 배양하는 방법을 개발한 그는 19세기 후반에 태동한 미생물학이라는 학문을 차곡차곡 확립해 나간 꼼꼼하고 성실한 인물이었다.

그의 가장 큰 업적은 당시로는 도저히 손을 쓸 수 없는 불치병이던 결핵의 원인균을 발견한 것이었다. 그는 이 논문을 1882년 3월 24일 베를린 생리학회에서 발표했는데, 후세 학자들이 이 날을 '미생물학이라는 학문이 시작된 날'이라며, 매년 3월 24일을 '결핵의 날'로 정했을 만큼의 쾌거였다. 그뿐만이 아니었다. 이듬해인 1883년에는 이집트와 인도에 발생한 콜레라의 원인을 조사하기 위한 독일 조사단의 단장으로 현지에 파견되어 오랫동안 인류를 괴롭혀 온 비브리오 콜레라균과 그 전염 경로를 밝혀내는 성과를 올리기도 했다.

1885년 베를린 대학교 교수가 된 그의 문하에는 세계 각국으로부터 쟁쟁한 학생이 몰려들었다. 코흐의 실험실은 바야흐로 세계 의학을 주도하고 있었다. 그러나 1890년 학문적 전성기에 다시 한번 세상을 깜짝 놀라게 할 성과에 집착하던 이 세균학의 대가는 서두른 나머지 결정적인 실수를 저지르고 말았다. 베를린에서 열린 '제10회 국제 의학회'에서 자신이 개발한 '튜버클린(tuberculin)'이라는 물질로 결핵을 고칠 수 있다고 발표한 것이었다.

여론의 반응은 폭발적이었다. 세계의 언론이 열광했고 찬사가 쏟아졌다. 이 약의 효력이나 안전성이 확인되기도 전에 독일 황제가 코흐에게 훈장을 주었을 정도였다. (셜록 홈즈의 작가이자 의사인 코난 도일(Conan Doyle, 1859~1930년)이 이즈음 베를린으로 코흐의 사위를 방문했는데, 그의 사무실에 이 기적의 약을 얻으려는 사람들의 편지가 사람 무릎 높이까지 쌓여 있는 것을 보았다고 한다.) 1년 이내에 수천 명의 결핵 환자가 튜버클린 치료를 받았다. 그러나 결과는 비관적이었다. 튜버클린은 폐결핵에 아무런 효과가 없었고 심지어는 해로울 수도 있었던 것이다.

튜버클린 사건의 후폭풍은 당초의 열광만큼 거셌다. 웬일인지 이 약의 제조 방법을 밝히지 않았던 코흐에 대해 항간에는 코흐가 재혼에 필요한 자금을 마련키 위해 거금을 받고 제약 회사에 비밀 처방을 팔았다는 소문이 돌았다. 악성 루머에 시달린 코흐는 결국 튜버클린의 제조법을 밝혔다. 그것은 단지 글리세린으로 추출한 결핵균 성분에 불과했다. 그러자 이번에는 튜버클린으로 돈을 벌 수 없다는 결론이 내려진 후에야 코흐가 뒤늦게 비방을 공개했다는 비난이 쏟아졌다. 더구나 이 시기에 조강지처였던 부인과 이혼한 지 몇 달 후, 스물아홉 살이나 어린 신부와 재혼한 코흐는 베를린 사교계로부터 경원시되고 말았다.

그 후로 코흐는 별다른 과학적 업적을 남기지 못했다. 1905년 노벨 생리·의학상을 받기는 했지만, 1910년에 심장 기능 상실로 사망하기까지 그의 말년은 쓸쓸했다. 생전에 권위적이고 무뚝뚝하며 비사교적이었던 성격 탓이었는지 그의 장례식은 단 10명의 조문객이 참가한 가운데 6분 만에 끝났다. 많은 시민이 애도를 표하기 위해 파리 거리로 쏟아져 나왔던 파스퇴르의 그것과는 사뭇 대조적인 마지막 풍경이었다.

41장

혈관 수술법을 개척한 청년 의사

알렉시스 카렐

1894년 6월 25일 오전 9시, 프랑스 대통령 사디 카르노(Sadi Carnot, 1837~1894년)는 리옹을 방문 중 습격을 받았다. 군중 속에서 튀어나와 마차에 탄 대통령을 칼로 찌른 사람은 22세의 이탈리아 인 테러리스트였다. 범인은 현장에서 체포되었고 왼쪽 가슴을 깊게 찔린 대통령은 의식을 잃고 병원으로 옮겨졌다. 리옹에서 가장 훌륭하다는 의사들이 급히 소집되었지만, 부검 결과 밝혀진, 간문맥(간으로 들어가는 큰 정맥) 손상으로 인한 배막안 출혈(복강내 출혈)을 막을 수는 없었다. 대통령은 3시간 후에 사망했다.

대통령이 실려 왔던 병원에 근무하던 청년 의사 알렉시스 카렐(Alexis Carrel, 1873~1944년)은 이 사건으로 큰 충격을 받았다. 선배 의사들은 하나같이 사람이 어쩔 수 없는 일이었다며 고개를 저었지만,

그는 출혈 과다로 사경을 헤매는 환자를 속수무책으로 지켜봐야만 하는 현실을 받아들일 수가 없었다. 사실, 당시에는 혈관 봉합은 불가능한 일로 여겨졌다. 혈관은 둥글고 미끄러운데다 약해서, 잘라진 단면 양쪽을 지혈 집게로 집으면 조직이 쉽게 손상되었다. 또 당시에 흔히 쓰던 굵은 바늘로 꿰맬 경우 혈전이 생기거나 피가 새기 일쑤였다.

혈관을 꿰매는 새 방법을 개발하기로 작정한 카렐은 먼저 봉합술의 기본인 바느질 솜씨를 향상시키기 위해 리옹에서 비단 십자수를 제일 잘 놓는다고 알려진 르루디에 부인을 찾아갔다. 부인은 그에게 가는 바늘을 사용하는 섬세하고 정확한 바느질법을 흔쾌히 전수해 주었다. 어려서부터 집중력이 뛰어났던 카렐은 밤낮없이 연습한 끝에 수개월 후에는 작은 담배 종이 위에 500번이나 바느질을 할 수 있게 되었다. 한편 꿰맬 동안 조직에 상처를 주지 않으면서 일시적으로 혈관 속에 피가 흐르지 않도록 하는 문제는 양쪽 혈관을 천으로 가볍게 묶어 줌으로써 해결했다. 또 둥근 혈관 단면을 고르게 잇는 것은, 먼저 세 곳을 꿰맨 다음, 꿰맨 실을 팽팽하게 당기면 만들어지는 삼각형의 각 변을 직선으로 꿰매 주는, 이른바 '삼각 봉합법(triangulation)'으로 해결했다.

그런데 카렐은 그해 병원의 승진 심사에서 탈락하고 말았다. 환자 진료를 외면한 채 외곬으로 동물 실험에만 열중하는 의사를 병원 당국이 달가워하지 않았기 때문이었다. 실망한 카렐은 연구에 전념할 수 있는 환경을 찾아 미국으로 이민을 결행했다. 그가 옮겨 간 시카고의 연구실에는 더욱 가는 바늘과 실로 봉합법을 크게 향상시킨 찰스 거스리(Charles Guthrie, 1880~1963년)라는 우수한 동료가 있었다. 성격도 비슷했던 두 사람은 의기투합해 각종 동물의 혈관을 봉합하는 실험과 연구로 수많은 업적을 남겼다. 그 후 록펠러 연구소로 초빙된 카렐은 1912년 "혈관 봉합과 장기 이식에 기여한 공로"를 인정받아 미국 최초로 노벨 생리·의학상을 받았다.

만년의 카렐은 더 좋은 연구 조건을 제안받고, 나치 독일 지배하의 파리에서 당시 유행하던 "유전적으로 인류를 개량할 수 있는 우생학" 연구를 시작했다. 그러나 이 세계적 명사의 단순하고 이상적인 생각은 히틀러에게 악용당하는 불행한 결과를 초래했다. 그는 나치 독일을 칭송하고 나치가 만들어 준 연구소에서 인종 청소와 관련된 연구를 한 인물로 낙인찍혔고, 전쟁이 끝난 직후 사망했다.

42장

미국 의학 교육의 선구자

에이브러햄 플렉스너

20세기 초 미국의 의학 교육 수준을 개선하는 과정에서 크게 활약한 인물로는 에이브러햄 플렉스너(Abraham Flexner, 1866~1959년)가 있다. 독일계 유대 인의 아들인 그는 존스 홉킨스 대학교 학부 과정을 졸업하고 고향인 켄터키 주 루이빌의 중학교에서 교편을 잡다가 사립 학교를 개설한 교육자였는데, 15년간에 걸친 교육 사업이 어느 정도 성공을 거둔 후 심리학과 철학 공부를 위해 뒤늦게 하버드 대학교에서 공부했다. 1년을 더 독일에서 유학한 다음 해인 1908년, 그는 『미국의 대학(*The American College*)』을 출판해 하버드를 비롯한 미국 유명 대학교들의 교육 방법을 신랄하게 비판했다. 이 책은 앤드루 카네기(Andrew Carnegie, 1835~1919년)를 설득해 1906년 카네기 교육 재단을 설립하는 데 영향력을 발휘한 당시의 유명한 교육학자 헨리 프리쳇

(Henry Pritchett, 1857~1939년)이 카네기 재단의 첫 번째 사업인 미국과 캐나다 의학 교육 현황 조사의 책임자로 42세의 플렉스너를 추천하는 근거가 되었다.

플렉스너는 1년간 미국과 캐나다의 155개 의과 대학을 방문하고 입학생의 수준과 입학 자격, 교수 숫자와 경력, 학교 재정 상태, 실험실 수준, 학생들이 실습하는 병원의 수준 및 병원과 학교와의 관계 등 객관적이고 통일된 기준을 가지고 대학을 평가했다. 1910년 카네기 재단 4차 회보로 출판된 그의 보고서는 원제목이 「미국과 캐나다의 의학 교육(Medical Education in the United States and Canada)」이었지만 이것이 곧 「플렉스너 보고서(Flexner Report)」라는 이름으로 신문 1면을 장식하면서 커다란 파문을 일으키게 된다.

그의 보고서는 미국의 의과 대학 중 5개를 제외하고는 모두가 수준 미달이며, 이들은 "의학 교육의 견지에서 미국산 역병의 발생지"인데 오직 하나 예외적으로 뛰어나게 우수한 대학이 존스 홉킨스 의과 대학이라고 쓰고 있었다. 저질 교육으로 저질 의사를 양성하는 미국 의과 대학이 시민의 병을 고치기는커녕 질병을 키우는 소굴이 되고 있다고 주장했던 것이다. 그는 의과 대학을 개혁하는 여러 대안과 방법을 제시했는데 그중 하나가 질적으로 뒤떨어지고 양적으로 너무 많은 의과 대학의 폐지 또는 통합이었다.

보고서가 파문을 일으킨 3년 후, 존 데이비슨 록펠러(John Davison RockFeller, 1839~1937년)가 설립한 교육 재단이 플렉스너를 이사로 초빙하고 5000만 달러의 기금을 의학 교육 개혁을 위해 사용하

MEDICAL EDUCATION
IN THE
UNITED STATES AND CANADA

A REPORT TO
THE CARNEGIE FOUNDATION
FOR THE ADVANCEMENT OF TEACHING

BY
ABRAHAM FLEXNER

WITH AN INTRODUCTION BY
HENRY S. PRITCHETT
PRESIDENT OF THE FOUNDATION

BULLETIN NUMBER FOUR (1910)
(Reproduced in 1960)
(Reproduced in 1972)

437 MADISON AVENUE
NEW YORK CITY 10022

「플렉스너 보고서」의 표지.

는 권한을 그에게 위임했다. 플렉스너는 다시 한번 전국을 돌며 더 나은 실험실, 더 우수한 학생, 더 훌륭한 (전임) 교원, 더 밀접한 병원과 의과 대학의 관계라는 처음의 기준에 따라 그가 제시하는 개혁안을 수용하는 의과 대학들에 기금을 분배했는데 모델이 된 학교는 존스 홉킨스 의과 대학이나 독일의 의과 대학이었다. 이 운동에는 여러 독지가가 동참했는데 록펠러의 뜻에 찬성해 모인 기부금은 모두 6억 달러에 이르렀다.[1)]

「플렉스너 보고서」와 록펠러 재단의 기금으로 최초로 개혁된 곳들은 시카고, 콜로라도, 아이오와, 오리건, 로체스터, 버지니아, 세인트루이스 워싱턴, 컬럼비아, 코넬, 듀크, 하버드, 맥길, 툴레인, 밴더빌트, 웨스턴 리저브, 예일 의과 대학이었다. 개혁의 모델이었던 존스 홉킨스 의과 대학 역시 이 기금의 혜택으로 새롭게 발전할 수 있었다.[2)]

43장

펠라그라 사냥

조지프 골드버거

조지프 골드버거(Joseph Goldberger, 1874~1929년)는 헝가리에서 태어나 어렸을 때 가족과 함께 미국으로 이민을 왔다. 처음에 그는 광산 기술자가 꿈이었지만, 어느 날 친구와 함께 어느 유명한 의사의 강의를 듣고 진로를 바꾸었다. 그는 뉴욕 의과 대학의 전신인 벨뷰 의과 대학을 졸업하고 1899년 25세에 공중 위생국의 역학 조사관으로 취직했는데 이 시기의 대표적인 업적이 샴버그 병이라는 피부병의 원인을 밝혀낸 것이었다.

1909년 필라델피아에서 이 병이 크게 유행하자 역학 조사를 담당한 골드버거는 환자를 면담하고 곧 공통점을 파악해 냈다. 많은 환자가 뉴저지의 한 농장에서 구입한 밀짚으로 만든 매트리스를 사용하고 있었던 것이다. 골드버거가 이 의심스러운 밀짚을 구해 팔과 어깨를 1시간가량 노출시켜 보았더니 16시간 후에 피부가 가렵기 시작했다. 밀짚 속에 무엇인가가 있음이 확실했다.

그는 이번에는 밀짚을 털어 낸 먼지를 배양 접시에 옮겨 담은 후 한쪽은 클로로포름 증기로 소독을 하고, 다른 쪽은 소독하지 않은 채로 자신의 양쪽 가슴 부위에 테이프로 붙여 보았다. 일정 시간이 지난 후 배양 접시를 떼어 내자 과연 소독을 하지 않은 쪽의 피부가 가려웠다. 밀짚 속에 소독약으로 사멸하는 생명체가 있음을 확신한 골드버거는 돋보기와 바늘을 사용해 작은 벌레를 발견했는데 귀리에 기생하는 벼룩의 한 종류였다. 이 모든 과정을 골드버거는 단 이틀 만에 끝냈다고 한다.

맡은 일에 열성을 다했던 그는 연구진의 일원으로 해외 역학 조사에도 참가했다. 멕시코에서는 황열에 걸렸다 회복하기도 했는데, 그 후로는 (면역이 생겼으므로) 황열 걱정 없이 유행 지역을 찾을 수 있다는 이유로 더 어려운 임무를 맡게 되었다. 자신의 안전을 돌보지 않고 언제나 위험을 감수했던 골드버거는 티푸스로 거의 죽을 뻔도 하고 뎅기열에 걸리기도 했지만 미국 최고의 역학 조사관이라는 평판을 얻게 되었다. 명성이 한창 높아지던 1914년, 미국 공중 보건국 최고 책임자는 그를 당시 남부에서 기승을 부리던 펠라그라의 원인 조사 위원회 책임자로 임명했다.

지금에는 영양소가 부족해서 생기는 병임이 알려져 있지만, 당시에 펠라그라는 알 수 없는 미생물이 전파하는 감염증으로 추측되고 있었다. 펠라그라라는 용어는 이탈리아 어로 “거친 피부(pell agra)”라는 뜻인데, 의사들은 이 병을 어떤 아직 밝혀지지 않은 세균에 감염되어 피부염, 정신 장애, 그리고 설사를 일으키는 질병으로 이해하고 있었다.[1)]

조사 위원장에 임명되기는 했으나 펠라그라를 직접 본 적이 없었던 골드버거는 1909년에 펠라그라를 주제로 열린 학회 보고서를 읽은 후 이 병이 미생물에 의한 전염병이라는 이론에 의문을 가졌다. 펠라그라가 유행한 시설에 근무하는 의사, 간호사를 포함한 직원이 병에 안 걸렸고 잘사는 사람들은 대개 이 병에 걸리지 않는다는 사실이 의심의 근거였다. 그래서 그는 감염설을 버리고 이 병이 영양 부족의 결과라는 결론을 내렸다.

그는 가설을 증명하기 위해 실험을 계획했다. 우선 미시시피 주에서 펠라그라가 유행하는 고아원에 수용된 아이들을 대상으로 한 건물의 아이들에게는 우유, 달걀, 콩, 오트밀, 육류 등을 충분히 공급하고, 다른 건물의 아이들에게는 지금까지의 음식을 그대로 급식했다. 그 결과 보통 때와 같은 급식을 한 아이들은 여전히 펠라그라에 걸렸지만, 충분히 영양을 보충한 아이들에게서는 펠라그라가 완쾌되고 재발도 없었다.

두 번째는 죄수 대상의 실험이었다. 골드버거는 아직 펠라그라가 유행한 적이 없는 미시시피의 죄수 노역 농장에서 실험에 협조하면 사면하는 조건으로 지원자 11명을 모집, 6개월 동안 영양분이 부족한 식사를 섭취하도록 해서 그중 6명에서 펠라그라와 비슷한 증상을 일으키는 데 성공했다. 죄수들은 모두 석방되었다.

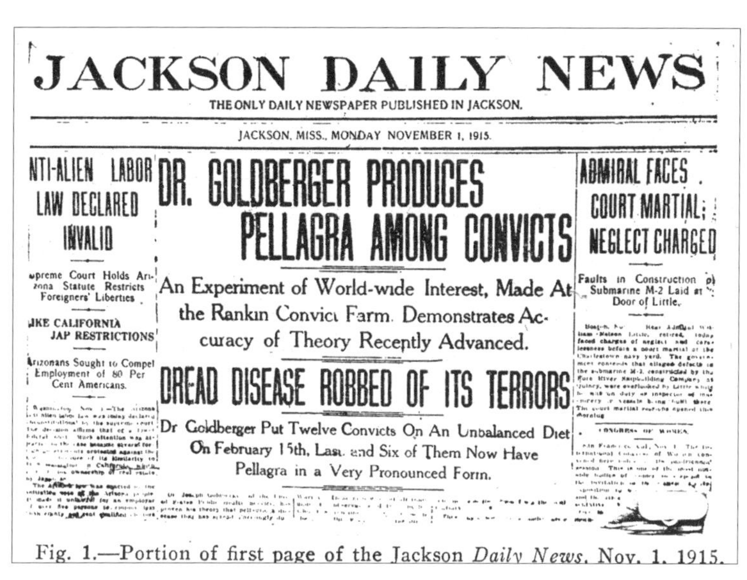

JACKSON DAILY NEWS

THE ONLY DAILY NEWSPAPER PUBLISHED IN JACKSON.

JACKSON, MISS., MONDAY NOVEMBER 1, 1915.

NTI-ALIEN LABOR LAW DECLARED INVALID

upreme Court Holds Arizona Statute Restricts Foreigners' Liberties

LIKE CALIFORNIA JAP RESTRICTIONS

Arizonans Sought to Compel Employment of 80 Per Cent Americans.

DR. GOLDBERGER PRODUCES PELLAGRA AMONG CONVICTS

An Experiment of World-wide Interest, Made At the Rankin Convict Farm, Demonstrates Accuracy of Theory Recently Advanced.

DREAD DISEASE ROBBED OF ITS TERRORS

Dr Goldberger Put Twelve Convicts On An Unbalanced Diet On February 15th, Last and Six of Them Now Have Pellagra in a Very Pronounced Form.

ADMIRAL FACES COURT MARTIAL; NEGLECT CHARGED

Faults in Construction of Submarine M-2 Laid at Door of Little.

Fig. 1.—Portion of first page of the Jackson *Daily News*, Nov. 1, 1915.

골드버거의 '죄수 실험'이 성공했음을 알리는 1915년의 신문 기사.

다음은 이 병이 미생물에 의한 감염증이 아님을 증명할 차례였다. 그는 1916년 4월부터 펠라그라 환자의 혈액을 채취해 자신과 동료 조지 휠러(George Wheeler) 박사에게 주사했다. 또 환자의 콧물과 침을 자신들의 코와 입에 바르기도 했지만 아무 일도 일어나지 않았다. 3일 후에는 상당히 심한 증상을 보이는 환자의 대변과 소변, 피부 각질 등을 채취해 캡슐에 넣은 다음 마시는 실험을 했는데, 위산으로 미생물이 죽는 것을 막기 위해 식전 30분에 수산화나트륨(sodium hydroxide)을 다량 복용한 탓에 1주일 정도 설사로 고생은 했지만 펠라그라 증상은 나타나지 않았다.

5월에는 자신과 부인을 포함한 지원자 6명이 환자로부터 얻은 분비물을 삼키는 실험을 했다. 골드버거 부인인 메리 골드버거(Mary Goldberger)는 여성을 대표해서 이 실험에 참가하겠노라고 강력하게 주장했다고 한다. 그녀는 펠라그라로 죽어 가는 여성 환자의 혈액을 배 부위에 피하로 주사하는 실험에도 자원했지만 아무 이상이 없었다. 1개월 후에는 골드버거를 포함한 5명이 멀리 떨어진 다른 시설에서 발생한 펠라그라 환자의 분비물을 삼키는 실험을 했지만 이상이 없었다. 그 후 3주에 걸쳐 비슷한 실험이 시행되었고 합계 7번의 실험에도 불구하고 펠라그라에 걸린 사람은 아무도 없었다. 연구자들은 더러운 걸 먹는 이 실험을 "똥 파티"라고 불렀다.

이렇게 해서 펠라그라가 세균 전염이 아니라 영양소 부족으로 생기는 병이라는 사실이 밝혀졌고, 이제 부족한 영양소가 무엇인지를 확인하는 일이 남았다. 1917년에 예일 의과 대학의 어떤 연구자가 펠라그라가 개에서 생기는 '혀가 검어지는 병'과 비슷하다고 주장하자 골드버거는 개를 대상으로 펠라그라를 유도하고 다양한 식품으로 이를 예방하거나 치료하는 실험을 시작했다. 그의 팀은 곧 양조장에서 쓰는 효모가 병 예방에 효과가 있음을 발견했는데 효모의 어떤 성분이 직접적으로 작용하는지는 밝히지 못했다. 펠라그라가 비타민 B의 일종인 니코틴산, 즉 니아신(niacin)이 부족해 생긴다는 것이 알려진 것은 그 후로도 수십 년이 지난 1937년의 일이었다.

골드버거의 인체 실험은 역학 실험의 고전으로 알려져 있다. 비록 그가 비타민을 화학적으로 분리하지는 못했지만, 결핍된 영양소를 보충함으로써 수만 명의 생명을 구할 수 있었던 것은 분명하다. 그는 5번이나 노벨상 후보로 올랐지만 결국 상을 받지는 못했는데 많은 사람이 노벨상 역사에서 가장 불공평한 처사 중의 하나가 골드버거에게 상을 주지 않은 것이라고 평하고 있다.[2)]

44장

위대한 외과의? 마약 중독자?

윌리엄 홀스테드

현대적 미국 외과의 선구자 윌리엄 홀스테드(William Halsted, 1852 ~1922년)는 1852년 뉴욕에서 태어났다. 예일 대학교와 뉴욕 의과 대학(컬럼비아 대학교 의학부)을 졸업한 그는 뉴욕의 병원에서 잠시 근무하다 1878년부터 2년간 세계 의학을 선도하던 빈으로 유학을 떠났다.

오스트리아와 독일에서 공부를 마치고 귀국해 장래 미국을 이끌 외과 의사로 촉망받기 시작할 즈음 그는 커다란 시련에 직면하게 된다. 새로 개발된 코카인 국소 마취에 관한 실험을 하던 중 코카인 중독이 되었던 것이다. 그는 이 코카인 중독을 고치려다 모르핀 중독이 되고 마는데, 함께 연구에 참가했던 다른 동료는 모두 수년 내에 인격적으로나 직업적으로나 파멸하고 말았다.

어쨌든 홀스테드는, 입원과 퇴원을 반복하며 (겉보기로는) 마약

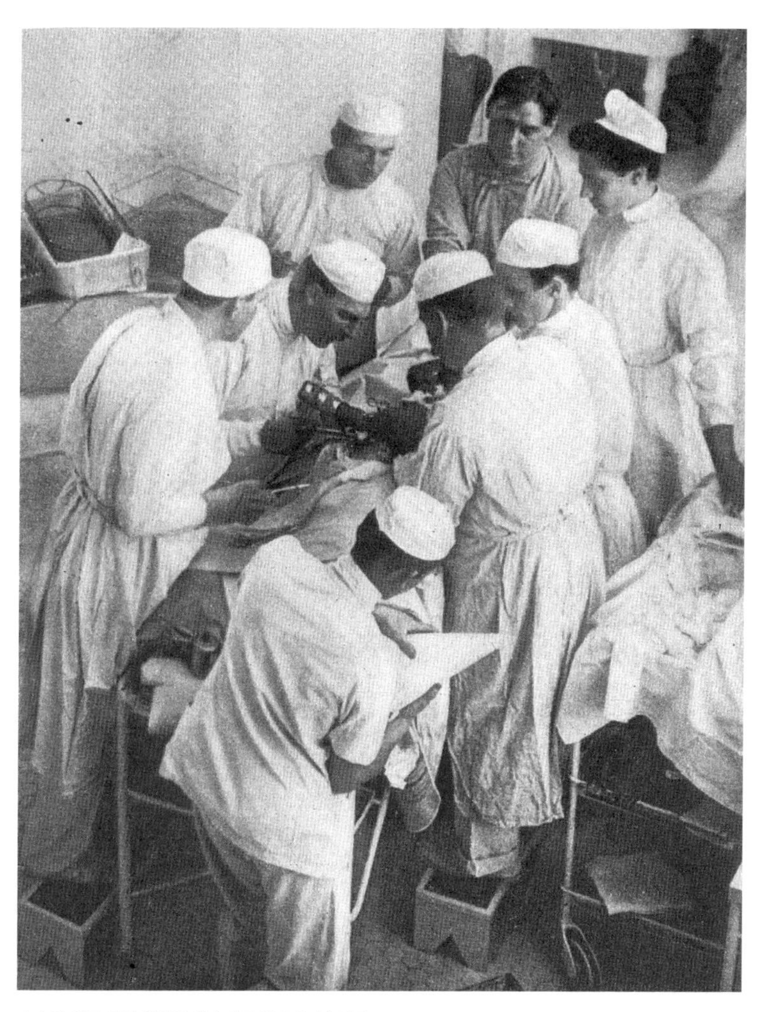

수술을 집도 중인 윌리엄 홀스테드의 1904년 사진.

의 유혹을 힘겹게 견뎌 냈다. 소문이 좋지 않은 뉴욕을 피해 볼티모어로 자리를 옮긴 그는 수년간의 노력 끝에 코카인을 끊은 것으로 인정받아 존스 홉킨스 병원의 외과학 교수가 되었다.

모르핀 중독과의 기나긴 투쟁이기도 했던 여기서의 30년 교수 생활에서 이룩한 그의 업적은 미국 외과의 역사 그 자체라 해도 과언이 아닐 정도였다. 그는 전공의들의 연차가 올라갈수록 피라미드처럼 수가 적어지고 더 많은 책임을 지는 경쟁적인 외과의 수련 체계를 확립했고, 빠르고 과감하게 병소를 절제하는 전통적인 수술법 대신 해부학적 정확도를 목표로 하는 부드러운 수술 기법을 도입했다. 그가 개발한 탈장과 유방암 수술은 당시로는 혁명적인 수술법이었으며 재발을 현저하게 감소시킨 외과 의사로서의 빛나는 업적이었다.

스승으로서의 그는 더 훌륭한 업적을 남겼다. 그가 평생 지도한 17명의 제자 중 11명이 대학을 비롯한 종합 병원에서 근무하며 전국적으로 166명의 외과 의사를 양성했는데, 오늘날 대부분의 미국 외과 의사는 이들에게서 배운 홀스테드의 손자나 증손자뻘 제자들이다. 해방 후 미국의 외과를 직수입한 우리나라의 외과 의사들도 어찌 보면 모두 그의 제자뻘이 된다고 할 수 있다.

그의 또 하나 흥미로운 업적은 수술용 고무 장갑을 개발한 것이었다. 염화수은 성분이 든 소독약에 민감해서 손과 팔에 피부염을 얻은 수술실 간호사를 위해 1889년에 그가 굿이어 사에 주문 제작한 고무 장갑은 지금에는 각종 외과 처치에 없어서는 안 될 필수품이 되었다. (이 간호사 캐롤라인 햄턴(Caroline Hampton, 1861~1922년)은 나중에 홀스테드와 결혼했다.)

중요한 예정이 있는데도 갑자기 병원에서 사라진다든가 매년 유럽의 작은 호텔로 의심쩍은 여행을 떠나는 마약 중독자 홀스테드를 뛰어난 외과 의사로 인정하고 아꼈던 존스 홉킨스 대학교의 동료들은 철저하게 비밀을 지켰다. 그가 모르핀 중독이었다는 사실은 그의 사후 50년이 지나서야 밝혀졌다.

45장

콘플레이크로 성욕 억제하기

존 켈로그

19세기 초 미국에서는 금욕주의와 신앙이 뒤얽힌 건강 운동이 널리 대중의 지지를 받고 있었다. 이 운동의 리더 중 하나였던 실베스터 그레이엄(Sylvester Graham, 1794~1851년)은 과도한 성욕과 식욕이 모든 질병의 원인이며 육식은 성욕을 촉진시키므로 인간은 성경 말씀에 따라 곡식과 과일을 주식으로 해야 한다고 주장했다. 이 학설의 영향을 받은 발명가 제임스 잭슨(James Jackson, 1811~1895년)은 병으로 요양하는 환자를 위해 귀리 가루를 물로 반죽해 돌처럼 딱딱하게 말린 건강식을 개발했는데, 이것이 일반에는 '그레이엄 크래커'라는 이름으로 알려진 사상 최초의 시리얼이었다.

이즈음 미시간 주의 배틀크리크에서 자란 존 켈로그(John Kellogg, 1852~1943년)는 서부 보건 개혁 연구소를 운영하던 안식일 예수 재림 교회의 지원에 힘입어 뉴욕의 벨뷰 의과 대학에 유학했고, 1876년 고향으로 돌아와 24세의 나이에 연구소 책임자가 되었다. 신앙심이 깊었던 그는 연구소의 이름을 요양원이라고 바꾸고 좋은 음식, 운동, 올바른 자세, 맑은 공기 그리고 적당한 휴식을 강조했다. 그레이엄의 신봉자였던 그는 일생 동안 50여 종의 책을 저술해 모든 병은 과도한 성욕과 식욕에서 비롯한다는 건강관을 정열적으로 선전했다. 뉴욕 생활 당시 아침마다 성욕을 억제해 준다는 그레이엄 크래커를 7개씩 먹었던 켈로그는 결혼은 했지만 부인과 다른 건물에서 살았다. 그레이엄의 학설에 따르면 부부 관계는 1년에 12회 이하로 하는 편이 바람직했기 때문이었다.

박사의 헌신적인 노력에 힘입어 배틀크리크 요양원은 의사 30명, 간호사 200명이 7,000명의 환자를 돌보는 미국 최고의 요양소로 성장했다. 자동차 왕 헨리 포드(Henry Ford, 1863~1947년), 윌리엄 하워드 태프트(William Howard Taft, 1857~1930년) 대통령, 토머스 에디슨(Thomas Edison, 1847~1931년) 등 유명하고 부유한 사람들이 각지에서 모여들어 수주일씩 체재하면서 치료를 받았다. 그들은 몸의 여러 부위를 차가운 물에 담그는 물 치료, 병의 원인으로 여겨진 찌꺼기를 장에서 씻어 내는 관장 요법, 환자를 물속에 집어넣고 약한 전기를 통하게 하는 전기 치료, 자동으로 흔들리는 의자에 앉으면 허리나 머리에 좋다는 진동 의자 치료, 유럽에서 새로 발견된 라듐 원소를 이용한 방사선 치료 등 지금으로서는 이해하기 힘든, 당대의 '최첨단' 치료에 매우 만족해했다. 요양원의 식사는 귀리를 주성분으로 한 채식이었는데, 박사는 코코넛 버터뿐만 아니라 귀리를 말려 으깬 플레이크 등 육류 대체 식품을 여럿 개발하고 이를 생산, 판매할 사니타스 식품 회사를 1897년 설립했다.

영업보다는 신앙을 우선하는 박사 탓에 건강 식품 회사는 점차 경영이 악화되었다. 그러나 초창기부터 박사의 일을 도왔던 동생 윌 켈로그(Will Kellogg, 1860~1951년)는 형과는 달리 이재에 밝은 사람이었다. 음식에 설탕을 넣느냐의 문제로 형제가 논쟁을 벌이고, 만인에게 공개했던 플레이크 제조 과정을 요양원 고객 찰스 포스트(Charles Post, 1854~1914년)가 베껴 포스트 시리얼 사를 설립하는 등 회사가 위기에 처한 어느 날, 윌은 자신의 충고를 듣지 않는 형이 유럽에 간 사이 주식을 매입해 경영권을 장악해 버렸다. 그는 회사 이름을 켈로그로 바꾸고 소비자들의 입맛에 맞는 맛있는 콘플레이크를 개발해 엄청난 성공을 거두었다. 두 형제는 각자 91세까지 장수했으며 켈로그는 지금 전 세계 시리얼의 45퍼센트를 공급하는 큰 기업이 되었다.

46장

누가 발견했나?

인슐린과 노벨상

1921년 5월 16일, 프레더릭 밴팅(Frederick Benting, 1891~1941년)과 찰스 베스트(Charles Best, 1899~1978년)는 토론토 의과 대학 생리학 교실에서 실험을 시작했다. 밴팅은 개업이 잘 되지 않아 여자 친구와도 헤어진 29세의 젊은 정형외과 의사였고, 베스트는 생리학 교실 주임 교수 존 매클라우드(John Macleod, 1876~1935년)가 실험 조수로 추천한 21세의 의과 대학생이었다. 그들의 목표는 췌장에 존재하는 것으로 알려져 있는 당뇨병 관련 물질의 실체를 확인하는 것이었다.

의학계에서 췌장과 당뇨병의 관계는 이미 오래전부터 알려진 사실이었다. 그러나 30년이 지나도록 이 물질을 실제로 분리해 낸 사람은 없었다. 두 사람은 개의 췌장을 원료로 실험을 시작해 7월 27일 당뇨병 관련 물질의 분리에 성공했다. 비결은 췌장 조직을 분리 즉시 찬 링거액에 담가 저온 상태를 유지하면서 산성 알코올을 추출액으로 사용했던 데에 있었다. 우연이기는 했지만, 이는 췌장의 단백질 분해 효소 작용을 최소한으로 억제하는 중대한 조건이었다.

9월 8일에는 추출한 물질을 췌장을 제거한 당뇨병 개에게 다시 주사해 혈당이 저하하는 것을 확인했다. 두 사람은 이 추출액 속에 들어 있을 물질을 랑게르한스 섬(Islets of langerhans, 이자에 있는 내분비 조직)에서 추출한 물질이라는 뜻에서 '작은 섬'을 의미하는 '아일레틴(isletin)'이라고 명명했다가 나중에 같은 뜻의 라틴 어인 '인슐린(insulin)'으로 고쳤다.

해가 바뀐 1월 11일, 인간을 대상으로 인슐린 치료가 시행되었다. 환자는 2년 전에 당뇨병 진단을 받은 13세의 레너드 톰슨(Leonard Thompson, 1908~1935년)이었다. 소의 췌장 추출액을 약하게 희석한 첫 번째 주사로 톰슨의 혈당은 곧바로 25퍼센트 저하했다. 주사를 매일 놓자 소변에서 검출되는 포도당의 양도 감소하기 시작했다. 그러나 치료를 중단하자 소년의 상태는 곧 입원 당시로 되돌아갔다. 인슐린 주사가 재개되었고 1개월 후 환자는 매일 주사를 맞는 조건으로 퇴원했다. (톰슨은 그 후 13년을 더 살았다. 사망 원인은 당뇨병과 무관한 오토바이 사고였다.)

밴팅과 베스트는 이 경험을 《캐나다 의학 협회 저널(*Canadian Medical Association Journal*)》에 발표했다. 세계 최초로 당뇨병 치료법을 알아내려던 두 젊은이의 모험이 멋진 결실을 맺은 것이었다.

한편, 매클라우드 주임 교수는 인슐린 실험의 성공과 동시에

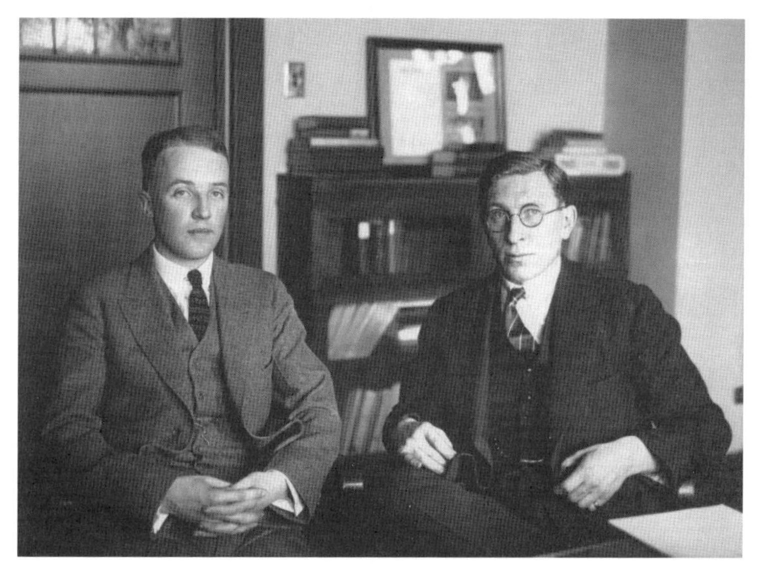

1924년 토론토 대학 도서관에서 찍은 찰스 베스트(왼쪽)와 프레더릭 밴팅(오른쪽)의 사진.

이 새로운 물질의 연구에 교실의 전 역량을 기울이기 시작했다. 생화학자 제임스 콜립(James Collip, 1892~1965년)은 이때부터 실험에 참여해 베스트와 교대했는데, 인슐린을 순수하게 분리하는 데 크게 공헌했다. 매클라우드 팀의 연구는 내분비학을 새로이 정립하는 성과를 거두었고 전 세계의 이목은 갑자기 당뇨병 치료의 중심으로 떠오른 토론토에 집중되었다.

1923년에 인슐린 발견이라는 이들의 업적에 노벨 생리·의학상이 주어졌다. 수상자는 매클라우드와 밴팅이었다. 그러나 밴팅은 매클라우드가 노벨상까지 받는 것을 납득할 수가 없었다. 매클라우드는 여름 휴가를 스코틀랜드에서 지내고 돌아온 후 밴팅과 베스트의 발견을 믿지도 않다가 당뇨병에 걸린 개가 인슐린 주사로 생존하는 것을 보고서야 실험을 인정했을 정도로 비협조적이었다. 밴팅은 수상식에 불참하면서 상금 4만 달러를 공동 연구자였던 베스트와 나누어 갖겠다고 선언했다. 수상자 선정에 대한 항의를 우회적으로 표명한 것이었다. 그러자 매클라우드도 인슐린 분리 정제에 공헌한 콜립과 상금을 나누겠다고 맞불을 놓았다.

매클라우드에게도 나름 이유가 있었다. 라이프치히와 베를린에서 공부한 영국 출신의 매클라우드는 독일식 전통에 따라 인슐린 발견이 자신의 업적이라고 믿고 있었다. 밴팅이나 베스트를 자기가 직접 지도하지는 않았지만, 어쨌건 이 발견이 생리학 교실에서 이루어졌으므로 교실의 책임자인 자신이 책임 연구자라고 생각했던 것이다. 그가 발표한 논문이나 강연은 은연중에 인슐린 발견자가 자신이고 밴팅과 베스트는 자신의 연구원에 불과하다는 인상을 풍겼다. 그는 수상 연설에서도 자신의 지도 아래 밴팅 등이 인슐린을 발견했다고 주장했다.

노벨상에 얽힌 이 분쟁은 그 후로도 수십 년 동안 지속되었다. 밴팅과 매클라우드의 사이는 극도로 나빠졌고 매클라우드는 평생 자신이 노벨상을 받을 자격이 있었음을 해명하고 다녀야 했다. 오늘날 기준으로 본다면 인슐린 발견을 최초로 알린 중요한 보고 3편 모두에 밴팅과 베스트의 이름만 들어 있거나 혹은 이들이 제1, 2저자로 되어 있는 것으로 보아, 당연히 밴팅과 베스트에게 상을 주었어야 했다는 것이 일반적인 판단이다. 그러나 당시 유의 학계에서 훈련을 받았고 그 전통에 젖어 있었던 매클라우드의 주장 역시 일리가 있으며, 이 문제는 신대륙과 구대륙 의학계의 문화적 차이, 혹은 시대의 변화에 따른 학자들 간의 세대 차이에서 비롯된 것이라는 견해도 있다.

젊고 순수했던 밴팅과 베스트는 인슐린에 관한 모든 권리를 단 1달러에 토론토 대학교에 양도했다. 미국의 일라이 릴리 제약 회사가 대학을 도와 인슐린 대량 생산에 들어갔고 1년이 지나지 않아서 인슐린 치료가 당뇨병의 표준 치료법이 되었다. 캐나다 정부는 밴팅의 업적을 기려 토론토 종합 병원 정면에 밴팅 연구소를 세웠다. (나중에는 베스트를 위한 연구소도 설립되었는데 두 건물은 구름다리로 연결되었다.)

18년간 이 연구소의 소장으로 재직하다 제2차 세계 대전 중 징집된 밴팅 소령은 1941년 2월 2일, 자신이 개발한 새 비행복을 시험하기 위해 쌍발 폭격기를 타고 영국을 향하던 중 뉴펀들랜드의 눈 덮인 산중에 추락해 화려한 생애의 막을 닫았다. 베스트는 밴팅이 사망한 후 토론토 대학교 밴팅-베스트 의학 연구소 부장 및 베스트 연구소장을 역임했으며 1978년 3월 31일 79세 때 심장 기능 상실로 사망했다.

47장

'세기의 담판'과 대통령의 고혈압

로스 맥킨타이어

1940년 미국의 32대 대통령 프랭클린 루스벨트(Franklin Roosevelt, 1882~1945년)는 역사상 유례가 없는 세 번째 임기를 시작했는데 그의 건강이 나빠진 것은 임기 종반이었다. 1943년 테헤란에서 윈스턴 처질과 스탈린을 만나고 돌아온 후 그의 건강은 급속히 악화되기 시작했다. 몸무게가 줄고 얼굴은 야위었으며 숨이 찼다. 대통령의 축농증 때문에 주치의로 추천되었던 이비인후과 전문의 로스 맥킨타이어(Ross McIntire, 1889~1959년)는 대통령이 감기에 걸렸다고 진단했다.

가족들은 다른 의사의 의견을 들어 보려 했다. 맥킨타이어는 베데스다 해군 병원의 심장병 전문의 하워드 브룬(Howard Bruenn, 1905~1995년)을 소개했다. 브룬은 애연가인 대통령이 고혈압, 심장병, 왼심실 기능 상실, 기관지염에 걸려 있는 것을 발견했다. 그는 대통령에게 심장약과 식이 요법, 절대 안정을 권했다. 그러나 아무도 대통령에게 병이 중하다고 알려 주지 않았고 대통령 역시 이를 묻지 않았다.

1944년 4선에 도전하기로 결심한 루스벨트를 건강을 이유로 만류하는 사람은 없었다. 선거 1개월 전 맥킨타이어는 대통령의 건강이 "완벽"하다고 주장했지만, 실제로 대통령의 혈압은 1944년 내내 위험할 정도로 높았다. 당시는 혈압 강하제도 개발되기 전이었다. 브룬은 절대 안정이 불가능하다면 최소한 하루 1번의 낮잠과 10시간 이상의 수면이 필요하다고 건의했으나 맥킨타이어는 대통령으로서는 실행이 불가능한 처방이라며 묵살했다.

미국인은 자신들이 죽어 가는 대통령을 다시 뽑았다는 사실을 모르고 있었다. 재선된 대통령은 곧 처칠과 스탈린을 만나러 얄타로 떠났다. 1945년 2월, 독일의 패배가 확실해진 시기에 러시아 황제 니콜라이 2세((Nikolai II, 1868~1918년)의 옛 여름 별장에서 열린 이 회담은 전후 세계 질서 재편이 걸린 강대국 수뇌 간의 게임이었다. 스탈린은 루스벨트의 건강 상태를 아는 듯 하룻밤에 12번이나 건배를 강요하면서 자신은 물을 타서 희석한 보드카를 마셨다. 회담 마지막 날 스탈린은 루스벨트와의 단독 회담에서 동유럽의 지배권을 손에 넣었다. 따돌려진 처칠은 격노했지만, 때는 이미 늦어 있었다. 만약 루스벨트가 건강과 판단력에 문제가 없었더라면 동유럽의 운명이 달라졌을지도 모르는 안타까운 순간이었다.

1945년 3월 1일, 회담의 결과를 미국 의회에 보고하려던 루스벨트는 앉아서 연설문을 읽을 수밖에 없는 점에 관해 의원들의 양해

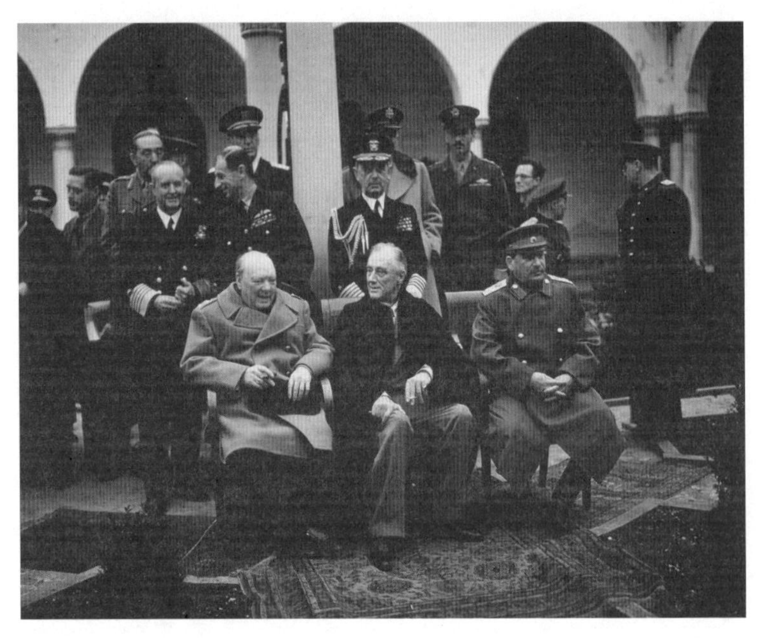

얄타 회담에서 한자리에 모인 처칠, 루스벨트, 스탈린.

를 구했다. 그 후 언론에는 대통령의 건강이 회담 협상에 영향을 끼쳤다는 주장이 끊임없이 제기되었다. 회담으로부터 2개월 후인 1945년 4월, 집무실 책상에 앉아 있던 대통령은 후두부에 격심한 통증을 느끼며 쓰러졌다. 뇌졸중이었다.

루스벨트가 죽은 후 얼마 지나지 않아서 맥킨타이어는 대통령의 혈압과 심장은 정상이었다며 사실과 다른 기록을 남겼다. 역사가들은 그가 자신의 오진과 부실했던 치료를 감추기 위해 대통령의 의무 기록을 파기했다고 의심하고 있다.

48장

내시경을 만든 물리학자

해럴드 홉킨스

배를 칼로 째는 대신, 0.2~1센티미터 정도의 작은 상처만 내고 그 안으로 기구를 넣어 수술하는 것이 바로 '흉터 없는 마법'이라 불리는 현대 의학의 배안보개(복강경) 수술이다. 이 수술에서 '눈' 역할을 하는 방광보개(방광경)나 배안보개는 영상이 얼마나 깨끗하게 보이느냐가 전체의 성능을 좌우한다. 미세하고 정교한 수술을 하기 위해서는 밝은 시야가 꼭 필요하기 때문이다. 사각지대에 있는 궤양을 놓치지 않기 위해 자유자재로 구부러지는 기능을 갖춘 소화관 내시경 역시 현대 의학이 자랑하는 도구의 하나다. 1889년 막시밀리안 니트(Maximillan Nitz, 1848~1906년)가 처음 개발한 이래 구부러지지도 않고 잘 보이지도 않던 구식 내시경을 오늘날의 현대적 의료 장비로 발전시킨 사람은 영국 물리학자 해럴드 홉킨스(Harold Hopkins, 1918~1994년)였다.

1951년 런던 임페리얼 칼리지의 교원으로 근무하던 홉킨스는 어느 저녁 파티에서 세인트 조지 병원의 소화기 내과에 근무하는 의사 휴 게인스보로(Hugh Gainsborough) 옆에 앉게 되었다. 이 의사는 최근에 구입한 위 내시경 기계가 잘 구부러지지 않아 사용하기가 너무 힘들고 그나마 사각지대가 있어 진단도 불가능하다며 홉킨스에게 불평을 늘어놓았다. 그는 끝이 사방으로 휘어질 수 있는 내시경을 원했다. 연구실로 돌아간 홉킨스는 궁리 끝에 수천 개의 가느다란 유리 막대를 한 묶음으로 만들면 원하는 방향에 빛을 보낼 수 있다는 사실을 알아내고 1954년 이를 발표했다.

미국 미시간 대학교의 소화기 내과 연구원이던 남아프리카공화국 출신의 바실 허쇼위츠(Basil Hirschowitz, 1925~2013년)는 홉킨스의 논문을 읽자마자 런던으로 날아갔다. 홉킨스가 보여 준 것은 약 30센티미터의 장비였는데 환자에게 사용 가능한 정도는 아니었다. 그러나 샘플을 보고 원리를 이해한 허쇼위츠는 이를 참고로 20만 개의 코팅된 유리 섬유를 묶은 새 내시경의 개발에 성공했다. (처음에 그는 요즘 것과는 비교도 안 되게 굵은 자신의 내시경을 두 손으로 잡고 용기를 내어 스스로 삼켜 보았다고 한다.)

홉킨스의 두 번째 발명은 1957년에 이루어졌다. 리버풀의 비뇨기과 의사 제임스 고우(James Gow, 1917~2001년)가 방광 내부의 사진을 찍을 수 있도록 방광보개의 성능을 개선할 수 있는지 상담해 왔던 것이다. 당시의 최신 방광보개 모델은 튜브에 든 여러 개의 얇은 렌즈를 통해 영상을 눈까지 전달하는 시스템을 채용하고 있었다. 그러러나 이 방식에는 렌즈를 통과할 때마다 빛의 양이 감소해 영상이 흐려지는 단점이 존재했다. 홉킨스의 계산으로는 튜브를 통과해 전달되는 빛의 양을 최소 50배 이상 늘려야 사진을 찍을 수 있을 정도였다. 고심 끝에 그는 긴 유리 막대 끝을 렌즈 모양으로 깎아 서로 연결하는 방식을 개발, 전달되는 빛의 양을 80배나 향상시키는 데 성공했다.

천재 홉킨스의 두 가지 고안 덕분에 새로운 성능을 갖추게 된 내시경은 의료를 획기적으로 바꾸어 놓았다. 의사들은 전에는 도달할 수 없었던 부위까지 찾아가 직접 보고 진단을 내릴 수 있게 되었을 뿐 아니라, 난자를 채취해 시험관 아기를 만들고, 배를 째지 않고도 소화관의 혹을 제거하거나 출혈을 막을 수 있게 되었다. 최근에는 담낭, 난소, 자궁, 콩팥 등의 수술에도 빈번하게 내시경이 사용되고 있다.

49장

알렉산더 플레밍의 운수 좋은 날

페니실린 발견 ❶

1928년 9월 알렉산더 플레밍(Alexander Fleming, 1881~1955년)이 휴가를 떠나기 전 한천 배지가 담긴 페트리 접시들에 포도상 구균을 발라 실험대 위에 쌓아 놓았는데, 그중 하나에 푸른곰팡이(*Penicillium notatum*)가 자랐고, 곰팡이가 있는 곳 주변에 균이 죽어 깨끗해진 부분이 생겼다는 이야기는 너무도 유명하다. 이 일화는 우연히 마주친 현상을 흘려 보내지 않고 연구해 중대 발견에 성공한 '준비된 과학자'의 자세를 강조할 때에 자주 인용된다. 그러면 플레밍은 얼마나 '준비된' 과학자였던 것일까?

플레밍은 1881년 스코틀랜드 록필드에서 태어났다. 스코틀랜드 최고의 명문 고등학교를 다녔던 그는 호리호리한 체격에 키는 작은 편이었으며 수영과 사격에 재능이 있었다. 장학금으로 런던 대학교를 다닌 다음 세인트 메리 병원에서 의학 교육을 받은 플레밍은 1906년 25세 때에 내과 의사가 되었다. 그가 세인트 메리 병원의 접종과에 강사로 취직할 수 있었던 것은 학교 성적보다는 병원 라이플 팀의 전력을 강화하는 데 그의 사격 솜씨가 도움이 될지도 모른다는 기대 때문이었다고 한다.

임상가로서 플레밍의 주된 일은 살바르산을 환자에게 주사하는 것이었다. 이 매독 치료는 상당한 수입이 되어 그는 시내의 고급 아파트와 커다란 정원이 딸린 별장을 소유하며 여유 있는 생활을 즐길 수 있었다. 그즈음 플레밍은 사람의 타액 속에 존재하는 효소 라이소자임(lysozyme)에 항균 효과가 있다는 사실을 증명하려고 애쓰던 중이었다. 이 연구는 배양한 포도상 구균에 효소를 첨가해 균의 성장이 저해되는지 여부를 보는 실험이 주였으므로, 한천 배지에 균을 도포, 배양하는 것이 기본 단계로서 필수적인 일이었다. 여기서부터 그의 행운은 시작되었다.

일반적으로 균을 한천 배지에 바를 때 배양 용기인 페트리 접시의 뚜껑을 여는 시간은 수 초 정도이며 그 짧은 시간 내에 배지를 오염시킬 만큼 실내 공기 속에 푸른곰팡이 포자가 가득 차 있는 경우는 거의 없다. 그러나 때마침 바로 아래층에 곰팡이를 연구하는 실험실이 있었고, 거기서 증식된 포자들이 계단이나 엘리베이터를 타고, 항상 열려 있던 문을 통해 플레밍의 실험실 공기 중에 가득 떠다니고 있었다. 그의 또 다른 행운이었다.

플레밍은 페트리 접시를 2주 동안 실온에 놓아두었는데, 이는 섭씨 37도인 배양기에 넣어 두면 균이 너무 자라 버릴 것을 염려한 조치였다. 만약 배양기 속이었다면 빠르게 자라는 포도상 구균의 방해와 적절치 못한 높은 온도 때문에 푸른곰팡이가 자라지 못했을 터였다. 이 시기 런던의 기후도 플레밍에게는 행운이었다. 페트리 접시를 실험대에 놓아두고 포자가 배지에 오염된 바로 그날부터 기온이 내려가 휴가 기간 내내 곰팡이가 자라기에 적합한 저온이 유지되었던 것이다.

플레밍이 이 우연을 연구해 보기로 했다는 점에서 그는 틀림없이 준비된 과학자였다. 그는 곰팡이의 배양액을 토끼와 쥐에 주사해도 부작용이 없으며, 눈의 염증, 턱의 종기, 다리 절단 부위 상처 등 세 증례에 발라 본 결과 앞의 두 증례에서 염증이 완전히 사라지는 것을 확인했다.

여기까지가 그의 한계였다. 플레밍은 끝내 페니실린을 국소 소독제로만 생각했고 연구를 중단하고 말았다. 물론 당시 의사들에게 전신 감염을 약으로 치료한다는 개념은 망상에 불과했다. 그러나 수십 년간 전신 감염증인 매독을 주사로 치료하는 일에 종사한 플레밍마저도 그 고정 관념에서 벗어날 수 없었다는 것은 세균 감염에 속수무책이었던 인류에게 엄청나게 안타까운 일이었다. 페니실린에 대한 본격적 연구는 또 다른 '준비된 과학자'가 등장하기를 기다려야 했다.

50장

떠버리 플레밍과 겸손한 플로리

페니실린 발견 ❷

게르하르트 도마크가 설파제인 프론토실을 주사해 연쇄상 구균의 전신 감염을 완치시켰다는 연구 결과를 발표한 것은 1935년이었다. 이는 그때까지의 의학적 고정 관념을 뿌리째 뒤흔든 일대 사건이었다. 당시 옥스퍼드 의과 대학의 병리학 교수였던 조르주 드레이어(Georges Dreyer, 1873~1934년)가 잊혀져 가던 페니실린을 연구하기로 결심하는 데는 이 논문의 영향이 컸다. 이 박테리오파지의 대가는 페니실린이 바이러스의 일종이라는 가설을 증명하려 애썼지만, 실험 결과가 자신의 생각과 다르게 나타나자 실망해 연구를 중지하고 말았다. 그러나 그는 조수였던 랜튼이 플레밍에게서 직접 얻은 푸른곰팡이로 다른 연구를 계속하는 것까지 말리지는 않았다.

수년 후 드레이어가 죽자 뒤를 이어 교수가 된 사람이 37세의 오스트레일리아 출신 물리학자, 병리학자 겸 내과 의사였던 하워드 플로리(Howard Florey, 1898~1968년)였다. 플로리는 판단력과 실행력을 모두 갖춘 훌륭한 지도자였다. 그는 독일에서 나치를 피해 도망쳐 온 생화학자 언스트 보리스 체인(Ernst Boris Chain, 1906~1979년)을 연구진에 끌어들였다. 팀에 합류한 체인은 연구의 주제를 정하기 위해 도서관에 출입하기 시작했고, 페니실린에 관한 플레밍의 논문을 읽게 되었다. 어느 날 체인은 복도에서 푸른곰팡이가 든 플라스크를 옮기고 있던 랜튼과 마주쳤는데, 그는 이 곰팡이가 플레밍 본인으로부터 얻은 것이라는 사실에 매우 놀라워했다. 체인이 "우리는 우연히 페니실린을 연구하게 되었다."라고 회고하고 있듯이 페니실린의 본질을 체계적으로 밝힌다는 그의 새로운 연구 계획은 쉽게 플로리를 납득시켰다.

록펠러 재단에서 연구비를 받은 플로리의 연구진은 '미생물이 어떻게 항균 성분을 만들어 내는가?', '항균성은 어떻게 발휘되는가?' 등에 관한 연구를 수행했고 곧 많은 성과를 올리기 시작했다. 이들은 또 매우 불안정한 물질인 페니실린을 동결 건조해 안정된 갈색 분말로 만드는 데 성공했다. 이 분말을 실험용 생쥐에 투여하자 소변이 갈색으로 변하는 것이 관찰되었고, 이는 페니실린이 체액에 녹아 우리 몸의 구석구석까지 도달할 수 있음을 의미했다. 드디어 또 다른 차원의 새로운 전신 감염증 치료제가 발명된 것이었다. 페니실린은 가장 강력한 설파제보다 20배 이상의 효과를 나타냈으며, 동물에 다량 투여해도 안전하다는 장점까지 가지고 있었다.

이들은 8마리의 생쥐로 예비 실험을 시행했다. 예상대로 페니실린 없이 연쇄상 구균만을 주사한 쥐는 모두 폐사한 반면 페니실린을 동시에 주사한 쥐는 모두 무사했다. 환희에 찬 플로리의 팀은 집중적인 동물 실험을 거듭해, 1940년 8월 24일 「화학 요법제로서의 페니실린(Penicillin as a Chemotherapeutic Agent)」이라는 논문을 《랜싯》에 발표했다. 1년 후에는 정맥 투여 21증례와 국소 도포 172증례를 포함한 기적적인 임상 시험 결과를 발표해 의학계뿐 아니라 일반인에게도 깊은 감명을 주었다. 요즘 같으면 상상도 못 할 일이겠지만, 이 임상 실험 결과를 토대로 페니실린의 임상 사용이 허락되었고 영국 정부 및 미국의 민간 제약 회사들이 이 기적적인 약의 대량 생산에 돌입했다. 이즈음, 체인은 페니실린 생산법의 특허를 출원할 것을 건의했으나 좋은 약을 누구나 만들 수 있도록 해야 한다는 신념을 가지고 있던 플로리는 이를 거부했다.

페니실린이 각광을 받게 되자, 플레밍은 기자들에게 활발히 의견을 피력했고 플로리는 언제나 겸양했으므로 언론에는 플레밍만 영웅적인 연구자로 묘사되었다. 플레밍은 비서에게 신문 기사를 스크랩시키며 이런 사태를 즐겼다고 한다. 1945년 플레밍과 플로리, 체인은 공동으로 노벨 생리·의학상을 받았다.

4부

이상한 의료

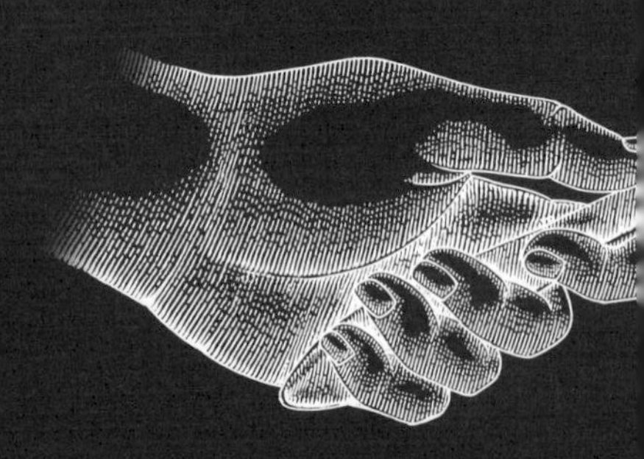

16세기 유럽의 여러 마을을 떠돌아다니며 방광 결석을 수술해 주던 결석 제거사들은 이를 뽑는 치과 의사나 백내장 수술을 하는 안과 의사와 마찬가지로 돌팔이 취급을 받았다. 이들은 하복부 또는 회음부를 재빨리 절개해 돌을 꺼냈다고 하는데 배를 절개하고 방광을 여는 것은 배막염을 일으킬 가능성 때문에 금기시되어 대개는 회음부를 절개해 생기는 구멍으로 집게를 넣어 돌을 꺼내는 수법을 썼다.

—「돌팔이들이나 하는 것이므로 나는 하지 않겠노라」에서

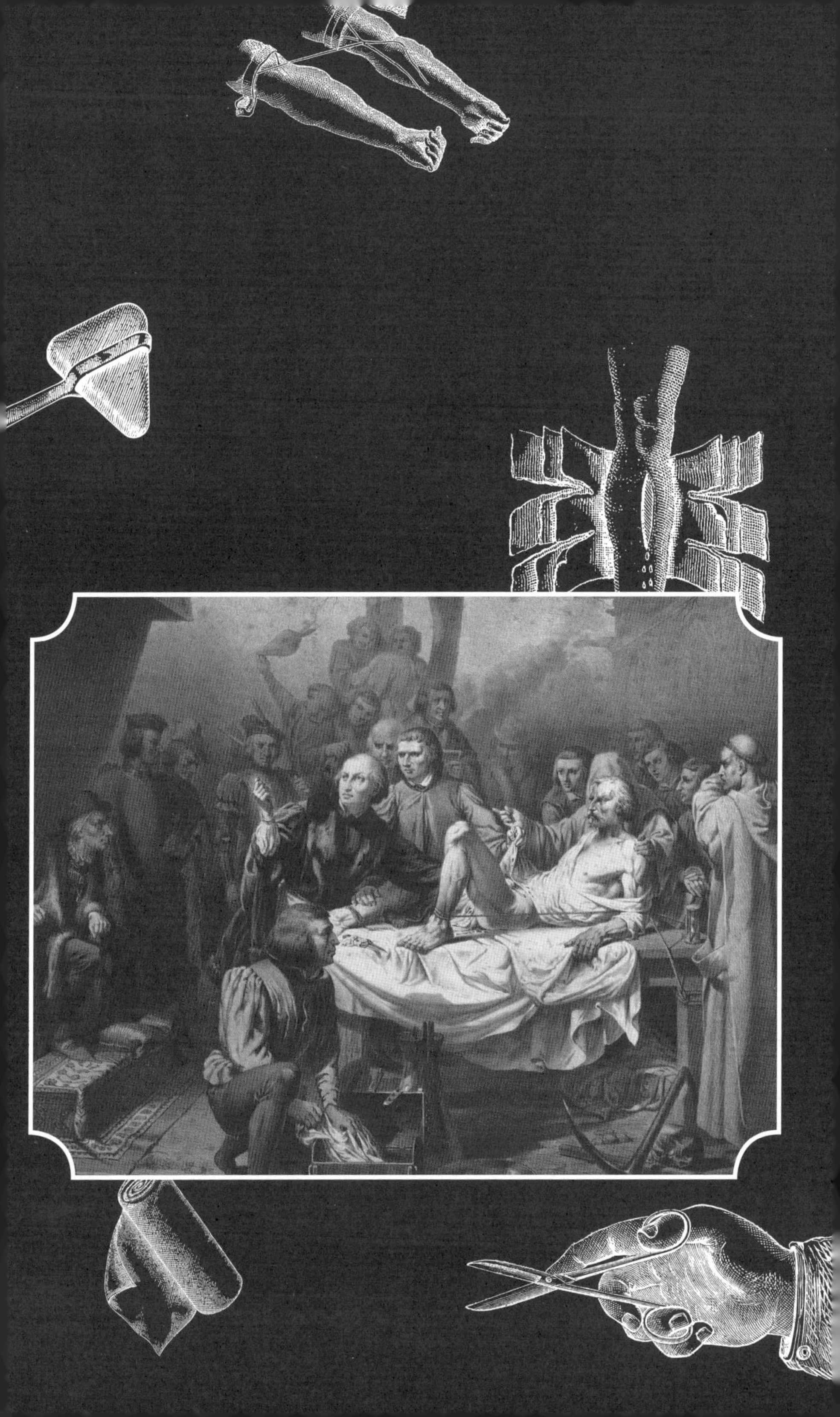

51장

촌지가 불러온 나비 효과

직업 의사의 출현

이탈리아 피렌체의 산 마르코 수도원에는 2명의 성자가 침상에 누워 있는 환자를 돌보는 장면을 그린 15세기 화가 프라 안젤리코(Fra Angelico, 1390~1455년)의 작품이 걸려 있다. 특이하게도 침구 사이로 드러난 환자의 오른쪽 다리가 검은색으로 칠해져 있는 이 그림의 이름은 「유스티니아노를 치유하는 성 고스마와 성 다미아노(The Healing of Justinian by Saint Cosmas and Saint Damian)」라고 하는데, 꿈에 나타난 성자들이 병에 걸려 썩어 가던 한 수도사의 다리를 방금 죽은 흑인의 다리로 이식해 주었다는 (약간은 허황된) 수도원 의료에 관한 전설을 보여 주는 것이다.

이런 그림이 말해 주듯 교회의 영향력이 지대했던 중세 초기 유럽에서는 각지에 흩어져 있던 수도원이 의료의 중심이었다. 역사가

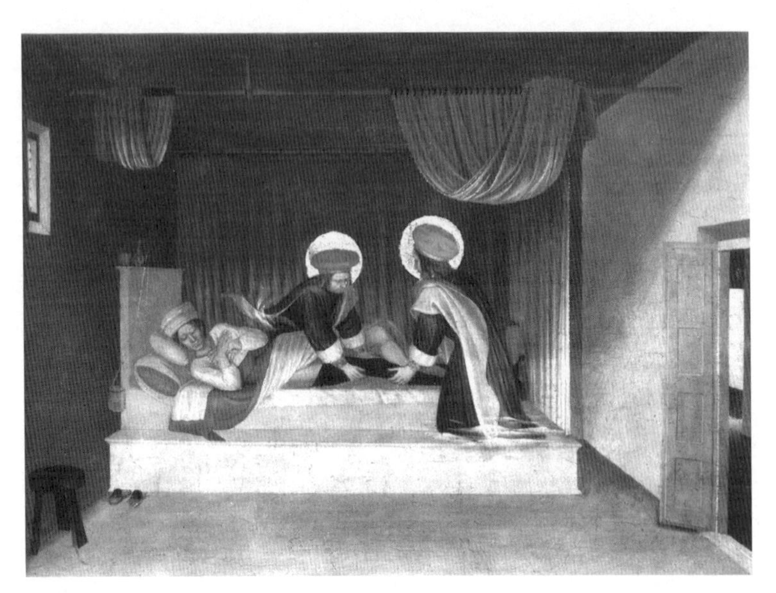

「유스티아노를 치유하는 성 고스미와 성 다미아노」

는 이 시기를 수도원 의학의 시대라고 부르는데, 사제를 위한 종교적 수업의 도량이던 수도원은 병자를 수용해 치료하는 장소이기도 했고, 이슬람 제국의 앞선 의학 지식을 수입해 전파하는 의학 연구 기관이기도 했다.

수도원은 교회를 중심으로 농원과 승려들의 숙소, 순례자 숙소, 학교, 식당, 빵 만드는 공장, 대장간, 도서관, 축사, 묘지 등 여러 시설을 완비한 하나의 작은 도시였다. 의료와 관련된 시설은 대개 수도원 전체 넓이에서 5분의 1 정도를 차지했는데, 당시의 중요한 질병 치료법이던 목욕·약물·방혈 요법 등을 위한 목욕탕과 약초를 재배하는 밭, 피를 뽑는 외과 치료실, 병실 및 의사 숙소 등이 있었다.[1)]

치료를 담당하는 수도사 중에는 의사도, 약제사도 있었지만 모든 진료는 하느님의 뜻에 따라 무상으로 이루어지는 성스러운 봉사 행위였다. 대신에 치료를 받은 환자들은 감사의 표시로 약간의 기부를 하는 것이 관행이었다. 그런데 세월이 흐르면서 이 기부가 점차 수도사 개인에 대한 증여로 변질되어 바람직하지 않은 촌지 문화(?)가 형성되기 시작했다. 개인적인 수입의 유혹에 넘어간 수도사들이 너도나도 다른 수도원이나 외부의 의학교로 의업을 배우러 나서자 교회는 이런 행위를 금지하는 포고령을 여러 차례 공포했다. 일례로 12세기 후반 프랑스 투르에서 열린 종교 회의에서는 의학 공부를 위해 출타해 2개월이 넘도록 수도원으로 돌아오지 않는 사람은 파문에 처한다고 규정하고 있다.

이러한 타락의 배경에는 도시를 중심으로 발전한 세속 의학의 존재가 있었다. 이즈음 생겨나기 시작한 대학교들은 의학 교육을 제도화하고 고등 교육을 받은 의사를 배출하기 시작했고, 자생적으로 생겨난 민간 의사 역시 제자를 양산했다. 이 속세의 의사들은 수도사와 달리 정정당당하게 치료 대가를 요구했으므로 서양의 의업은 이제 인술이 아니게 되었다. 드디어 직업인으로서의 의사가 출현했던 것이다.

52장

"병을 고치지 못하면 100배로 배상합니다."

중세 의사와 의료 계약

중세에는 의사도 다른 장인처럼 조합을 결성했다. 의료 행위를 하는 조합원에는 내과의, 외과의, 치과의, 사고나 부상만 돌보는 의사, 안과의, 접골의, 이발 외과의, 약물 조제 의사, 약초를 파는 의사, 마술사, 뱀 다루는 사람, 점성술사, 연금술사 등이 망라되어 있었다. 누가 돌팔이인지 구분할 길이 없고 의사의 종류와 수도 많았으므로 사람들은 왕진을 갈 때 의사가 타는 말의 가격으로 — 성공한 의사일수록 좋은 말을 탄다는 논리에 입각해 — 의사의 능력을 가늠하려 들었다. 그 결과 의사들은 무리를 해서라도 남보다 비싼 말을 구입했고, 돌팔이일수록 당시 최고의 권위를 인정받았던 대학교 출신 의사의 패션을 흉내 내 긴 외투와 두건을 걸치고 다녔다.

의사의 보수도 전문으로 하는 직종에 따라 달랐다. 대학교 출신 의사들은 진료 한 번에 하녀의 1개월 급여에 상당하는 금액을 받았다. 이는 점성술사나 이발 외과 의사의 10배가 넘는 것이었다. 그러나 대학교를 졸업하려면 막대한 비용이 들었으므로, 장학금을 받거나 부자가 아니면 아예 의과 대학에 들어갈 엄두를 내지 못했다. 그러므로 절대 다수는 10세경부터 스승의 집에서 숙식을 하며 수업을 쌓는 도제 교육으로 의사가 되었다. 독립하기까지 걸리는 기간은 당시의 다른 기술자와 마찬가지로 14년 정도였다.

한편 이 시기 의사와 환자는 무엇을 언제까지 어느 정도 회복되게 해 주겠다는 구체적 내용을 계약서에 기록하고 치료에 임했다. 다음은 13세기 초 어느 외과 의사와 제노바 사람 사이에 작성한 계약서의 일부다.

> 의사인 나 루제로 디 브로카는 양모 직공인 당신 보소에 대해, 신앙과 신의 자비로, 당신의 오래된 팔다리와 입의 병을, 양손을 써서 식사가 가능하며 빵을 뜯을 수 있고, 발로 차거나 빨리 걷거나, 말을 할 수 있도록, 앞으로 45일 이내에 치료하고 회복시킬 것을 약속한다. 치료에 필요한 모든 비용을 내가 부담하며, 당신은 치유 후 3일 이내에 제노바 화폐로 7리라를 지불해야 한다.
>
> 단, 이 기간 중 당신은 튀김, 소고기, 말린 고기, 삶은 파스타, 양배추를 먹지 않아야 한다. 당신이 이 약속을 지키지 않을 경우 나 루제로는 당신 보소에게 어떠한 의무도 지지 않는다.

계약서의 문구에서 알 수 있듯 의사에 대한 보수는 치료 과정에 드는 의사의 노력이나 비용을 보상하는 차원이 아닌 질병 치유 여부에 달려 있었다. 치료 결과에 환자가 만족하면 의사가 돈을 받지만, 병이 낫지 않았을 때에는 의사가 환자에게 벌금을 물어 주는 것도 당시 흔한 풍경이었다. 심지어 병을 고치지 못하면 계약금의 100배를 물어 주겠다는 과장 광고로 환자를 유치하는 의사도 있었다.

이러한 중세 도시의 의료가 남긴, 시장 논리에 따른 자유 경쟁이라는 의료계의 전통은 의료 보험이 도입된 지 오랜 우리나라의 의료 현장에서도 이어지고 있다.

53장

수은에서 살바르산까지

매독 치료의 역사

15세기 말부터 유럽에 유행한 매독은 격렬한 증상을 동반하는 치명적인 급성 감염증이었지만, 의학자들은 16세기 전반 유럽 도시 지역 인구의 약 20퍼센트가 감염되도록 이 병에 대해 아무런 실마리를 찾을 수가 없었다.[1] 그러나 세월이 흐르면서 사람들은 어쨌거나 이 병이 성행위를 통해 옮는다는 사실을 깨닫게 되었다. 성생활이 자유분방한 군인과 매춘부가 많이 걸렸고 초기 증상이 성기에 생기는 궤양이었기 때문이었다.

중세의 기독교적 가치관으로 볼 때 매독은 특히 죄악과 질병 사이의 인과 관계가 명확한 질병이었다. 그리하여 성 윤리가 엄격하게 강조되었고 매춘 행위에 대한 비판이 거세졌다. 성직자는 환자를 비난했고 의과 대학 교수들이 그 뒤를 따랐다. 자선 기관인 병원에서도 매독 환자는 죄인이라며 받아 주지 않았다. 제네바를 비롯한 몇몇 도시는 환자들을 도시 밖으로 추방했다고도 한다. 오죽했으면 자신도 환자였던 네덜란드의 인문학자 데시데리위스 에라스뮈스(Desiderius Erasmus, 1466~1536년)가 "최초의 환자를 화형에 처했어야 하는데."라고 애통해하며 "병의 전파를 막으려면 여자 환자에게는 정조대를 채우고 남자 환자는 추방하거나 거세하거나 아니면 산 채로 태워 죽이는 편이 좋다."라는 글을 남길 정도였다.

매독이 성병이라는 사실이 알려지면서 정식으로 대학 교육을 받은 고상한 의사들이 이 부끄러운 병의 치료를 거절하자 그 역할을 대신한 것이 돌팔이 외과 의사들이었다. 그들은 매독 환자의 두통을 치료한다며 머리뼈에 구멍을 뚫기도 했고, 피부나 뼈에 생긴 궤양을 불에 달군 인두로 지지기도 했다. 그러나 그중 가장 성행했던 것은 수은으로 매독균을 죽이는 치료법이었다.

기록에 따르면 일반적인 수은 치료법은 환자의 온몸에 수은 연고를 바른 다음 더운 방에 넣고 모포를 뒤집어 씌워 땀을 내는 것이었다. 수은 연고는 피부의 궤양에 닿으면 극심한 통증을 유발했고 입과 코, 목 등에 생긴 궤양에서는 수은 증기에 의한 분비물이 흘러나왔다. 치료는 보통 20~30일 동안 지속되었는데 방이 뜨거울수록 나쁜 체액이 많이 배출되어 병이 빨리 낫는다고 생각했다. 당연히 치료 중에 사망하는 환자도 있었는데 어떤 치료사는 방을 너무 뜨겁게 데워서 하루에 3명을 연달아 죽이기도 했다고 한다. 수은 중독으로 목이 부어 숨을 쉬지 못하는 경우도 있었고, 급성 신장 기능 상실로 죽는

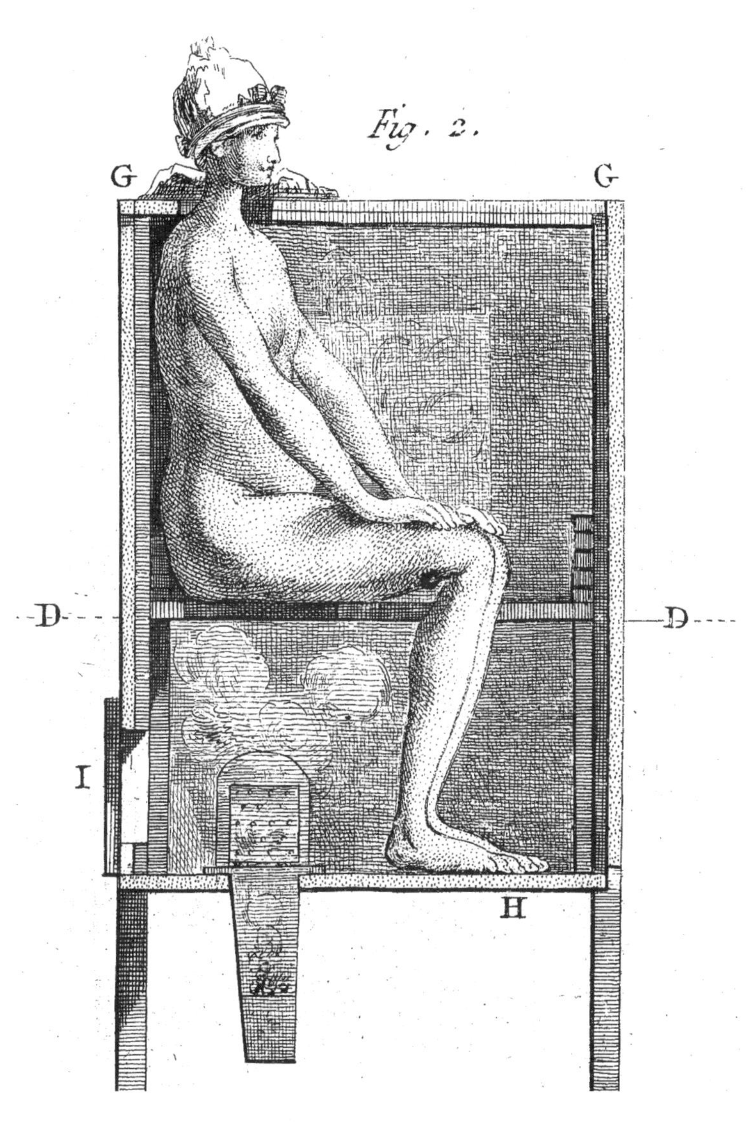

1776년 피에르 라루에트(Pierre Lalouette, 1711~1792년)가 개발한 수은 훈증기.

경우도 있었으며 이 모든 어려움을 견디고 건강을 되찾는 사람은 극히 일부에 불과했다.

16세기 초에는 신대륙 원주민이 피부 궤양 치료에 쓰던 구아이악나무(*Bulnesia sarmienti*) 가루를 음료에 타서 마시는 치료법이 등장했다. 역시 환자를 더운 방 속에 넣고 30~40일 동안 약을 먹였는데, 식사를 엄격히 제한하면서(심지어는 금식 상태에서) 강력한 설사약을 같이 투여해 땀과 체액을 배설시켰다. 이 방법은 수은 연고를 바르는 방법보다 고통이 적어서 부유한 환자의 인기를 끌었다.[2)]

일반적으로 감염증은 세월이 흐르면 점점 독성이 약화되는 경향이 있는데 매독 역시 수백 년에 걸쳐 만성병으로 바뀌었다.[3)] 1890년부터 1910년까지 2,000명의 환자를 20년간 관찰한 노르웨이 세자르 보에크(Caesar Boeck, 1845~1917년)의 보고에 따르면 치료를 하지 않은 매독 환자의 70퍼센트가 평생 별문제가 없었고, 6.5퍼센트가 신경 매독으로 발전했고, 사망률은 약 10퍼센트였다고 한다.

1909년에 프리츠 샤우딘이 매독의 원인균을 발견하자 이 균을 죽이는 약을 찾는 노력이 시작되었고 곧이어 개발된 것이 유명한 살바르산이었다. 초기 매독에 어느 정도 효과가 있었던 살바르산은 인체에 전신적으로 약을 투여하면 병균을 죽일 수 있다는 것을 보여 준 최초의 사례이기도 했다. 결국 매독은 1940년대에 페니실린이 등장함으로써 완치가 가능해졌다.

54장

미신과 마법과 무지의 시대

17세기 서양 의학

17세기는 많은 의학적 발전이 이루어진 시대이기도 했지만, 미신이 횡행했던 시대이기도 했다. 대표적인 것이 '왕의 괴질'이라고 불리는 아동의 목에 생긴 결핵성 임파선염의 안수 치료였는데 영국과 프랑스에서는 왕들이 이 괴질을 만져 주면 병이 낫는다는 믿음이 있었다. 이 임파선염은 대부분의 경우 사춘기 이후에는 자연히 치유되기 때문에 그렇게 믿어졌던 것이지만 헨리 7세(Henry VII, 1457~1509년) 때인 1465년부터 생긴 전통은 오렌지 공 윌리엄(William of Orange, 1650~1702년) 시대인 1689년까지 계속되었고 그 후 일시 중단되기도 했으나 18세기에 앤 여왕(Anne, Queen of Great Britain, 1665~1714년)이 다시 부활시켰다. 프랑스의 루이 16세는 1775년의 대관식 날 아동 2,400명의 목을 만져 주었다고 한다.

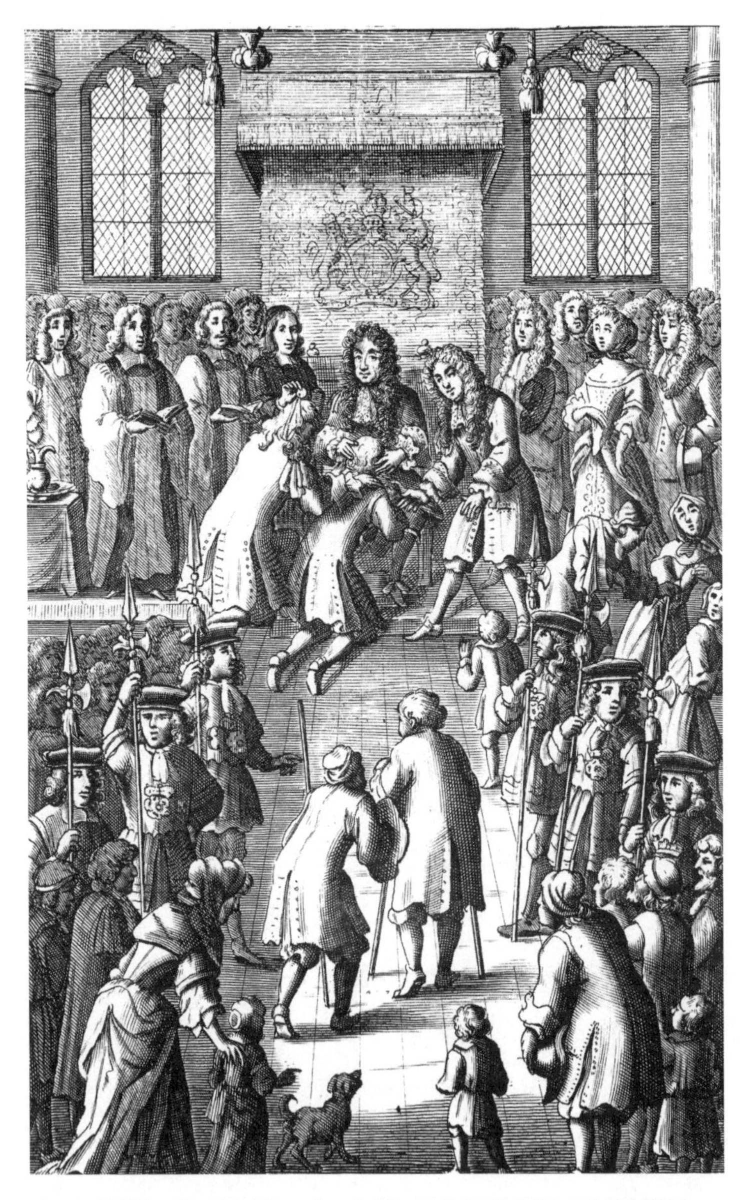

안수 치료를 행하고 있는 영국의 찰스 2세. 그가 재위 기간 중 치료한 인원은 10만 명에 달했다.

또 케넬름 딕비(Kenelm Digby, 1603~1665년)의 '감응 분말(Powder of Sympathy)'은 필리푸스 파라켈수스(Philippus Paracelsus, 1493~1541년) 시대 "환자에게 상처를 입힌 무기에 바르면 그 무기로 인한 상처가 낫는다."라는 무기 연고를 변형한 것으로, 구하기 어려운 적군의 무기 대신 환자의 피 묻은 옷을 이 분말로 만든 용액에 담그면 고통이 없어지고 상처가 낫는다고 선전되었다. 나중에 이 분말은 단순한 황화철로 밝혀졌다.

이런 특별한 일 이외에도 17세기에 거의 모든 사람에게 믿어졌던 건강 관련 미신으로는 손금, 점성술, 마녀 세 가지가 있다. 손금은 엄지손가락 쪽의 생명선, 집게손가락 부근에서 끝나는 심장선, 손목 둘레의 간장선을 중시했는데 그중에서도 심장선이 가장 건강과 밀접한 관계가 있는 것으로 믿어졌다. 또 의학적으로 약 먹을 시간이나 (치료법 중 하나였던) 피 뽑을 시간 등을 정하는 데는 점성술이 사용되었다. 1621년 로버트 버튼(Robert Burton, 1577~1640년)이 『우울증의 해부(*The Anatomy of Melancholy*)』란 책에서 별자리로 보아 자신은 1640년에 죽게 되리라고 썼는데 실제로 그가 1640년 1월 25일에 죽자 점성술에 대한 미신은 더욱 위세를 떨쳤다.

마녀의 존재는 점성술보다 훨씬 더 많은 사람이 신봉했던 믿음이었다. 마녀의 저주로 병이 생긴다는 것은 중세 이래 전해져 온 원시적인 개념이었지만, 높은 신분의 지식인까지도 이것을 믿었기 때문에 불행한 일이 생기거나 병에 걸리면 누가 자신을 저주해서 생긴 결과라고 믿고 그 원인이 되는 마녀를 찾아 물에 빠뜨려 죽이거나 불에 태워 죽였다. 마녀와 마술사는 대부분 정신 질환자였으므로 그중 거칠고 공격적인 환자들을 수용하는 시설이 생겼다. 이러한 시설 중 가장 유명했던 것이 런던의 세인트 메리 베들레헴 병원이었는데 이곳에서는 현재의 동물원처럼 주말이면 가족 단위로 찾아오는 관람객에게 쇠사슬로 묶어 놓은 마녀와 마술사, 즉 정신 질환자들을 보여 주고 입장료를 받았다고 한다.

55장

왕을 살려라!

17세기 최고의 의료

17세기의 정규 의사들은 모두 대학에서 아리스토텔레스(Aristotle, 기원전 384~322년) 철학을 비롯해 의학의 정규 교과 과정을 이수하고 학위를 받은 전문가였지만, 그 치료의 내용은 히포크라테스와 갈레노스 이래의 체액설에 근거를 둔 배출법, 즉 토제와 하제, 혈관을 절개해 혈액을 배출시키는 방혈(또는 사혈)이나 피부에 상처를 입혀 물집이 생기도록 하는 방법 등이 주를 이루었다.

1685년 영국 왕 찰스 2세의 임종 시에 주치의가 시행했던 치료를 살펴보자. 기록에 따르면 왕은 2월 2일 오전 8시에 침실에서 면도를 하다가 의식을 잃은 것으로 나타나 있다. 지금으로 보면 뇌졸중이라고 여겨지는 상황에서 급히 불려 온 주치의는 다음과 같은 치료를 시행했다.

1. 왕의 오른팔에서 한 파인트(0.568리터)의 피를 뽑은 다음, 왼쪽 어깨에서 다시 8온스(약 225그램)의 피를 뽑았다. (당시에는 피를 뽑을 때도 어디서 얼마나 뽑을 것인가가 문제가 되었다.)
2. 왕에게 토하는 약을 먹인 후 하제를 두 첩 복용시키고 안티모니, 암염, 양아욱의 잎, 제비꽃, 비트의 뿌리, 카밀레 꽃, 회향풀 씨, 아마 씨, 카르다몸(생강과 다년생 식물의 씨), 계피, 사프란, 연지벌레, 알로에 등과 함께 관장을 시행했다.
3. 왕의 머리카락을 깎았는데 두피에 물집이 생겼다.
4. 크리스마스로즈 뿌리의 가루를 코에 넣어 재채기를 시켜 뇌를 씻어내고 앵초 가루를 추가로 투여해 보강했다. (옛날부터 뇌는 콧물을 만들어 내는 기관이며 콧물은 혈액, 황담즙, 흑담즙과 함께 네 가지 체액의 하나라고 믿었다.)
5. 시간 간격을 두고 토제를 반복 투여했으며 감초, 스위트아몬드, 약한 와인, 쑥기름, 아니스, 엉겅퀴 잎, 박하, 장미, 안젤리카(두릅속의 식물)를 보리차에 탄 진정제를 마시도록 했다.
6. 송진과 비둘기 똥으로 만든 고약을 왕의 양쪽 발에 붙였다.
7. 한 번 더 피를 뽑은 다음,
8. 멜론 씨, 만나, 느릅나무, 검은 버찌 즙, 은방울꽃 추출액, 작약, 라벤더(차조기과의 식물), 식초에 녹인 진주, 용담 뿌리, 육두구, 소인경을 사람 머리뼈 추출액 40방울과 섞어 투약했다.
9. 마지막 임종 직전에는 베조아를 투여했고 왕은 죽었다.

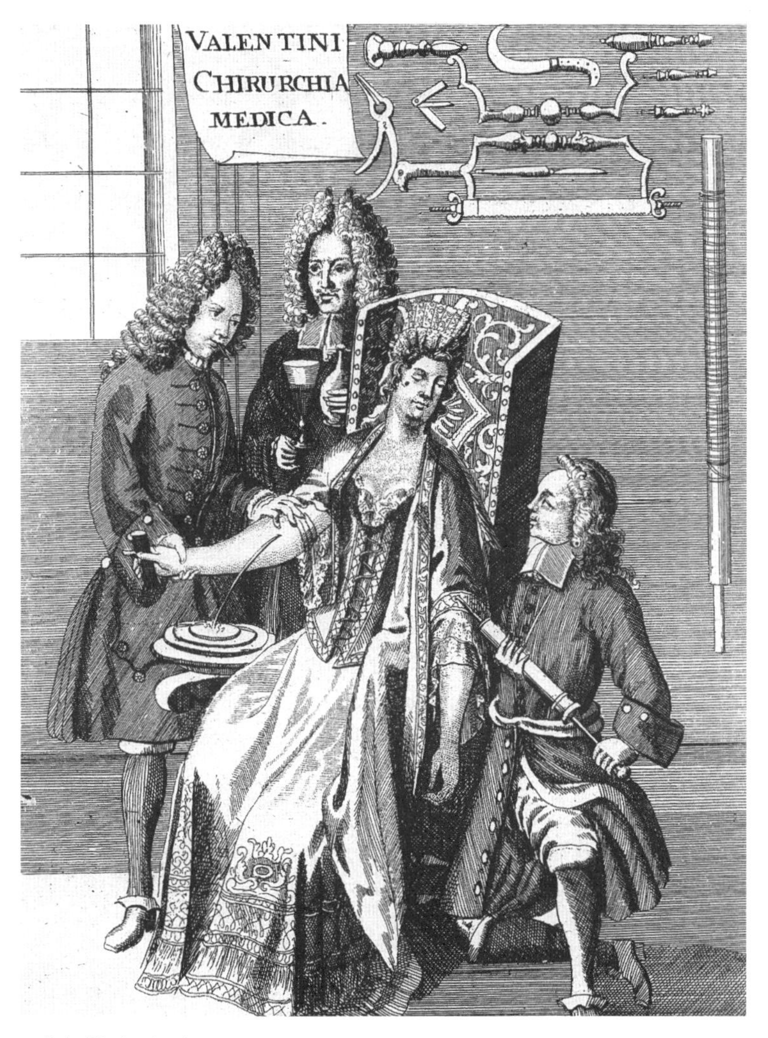

18세기 사혈 치료의 모습.

지금 관점에서 볼 때 기괴하다고 할 정도로 어처구니없고 황당무계한 미신적 치료지만, 당시 지식에 따르면 이것이야말로 학문적 바탕 위에서 이루어진 최선의 치료였다. 19세기 중반 프랑스의 피에르 루이(Pierre Louis, 1787~1872년)가 치료 효과 판정에 통계적 방법론을 도입해 미신적 치료의 효과 없음을 증명할 때까지, 이러한 배출법을 근거로 하는 치료법은 환자를 더욱 쇠약하게 하는 데 기여했다.

56장

"프랑스 외과는 항문 샛길로부터 나왔다."

루이 14세의 치료

17세기 유럽에는 대학을 졸업한 극소수의 정규 외과 의사와 민간에서 도제 교육으로 양성된 신분이 낮은 '이발 외과 의사'가 있었다. 당시 이발사는 손님의 수염을 다듬는 것을 주업으로 했는데, 외과 의사 노릇도 겸했다. 우리가 이 시기 역사를 언급하면서 외과 의사라고 하면 보통은 당시 압도적 다수를 차지하며 실질적으로 민중의 진료를 맡았던 이발 외과 의사를 일컫는 경우가 대부분이다. 가난한 집안 출신으로 정규 교육을 받지 못해 라틴 어도 읽을 수 없었던 이발 외과 의사의 사회적 지위는 대학교를 졸업하고 박사 학위를 가진 내과 의사에 비해 낮을 수밖에 없었다.

혈관 절개용 칼, 지혈용 인두, 사지 절단용 톱 등으로 상징되는 그들의 업무는 종종 푸줏간에서 동물을 잡는 것과 비교되기도 하지

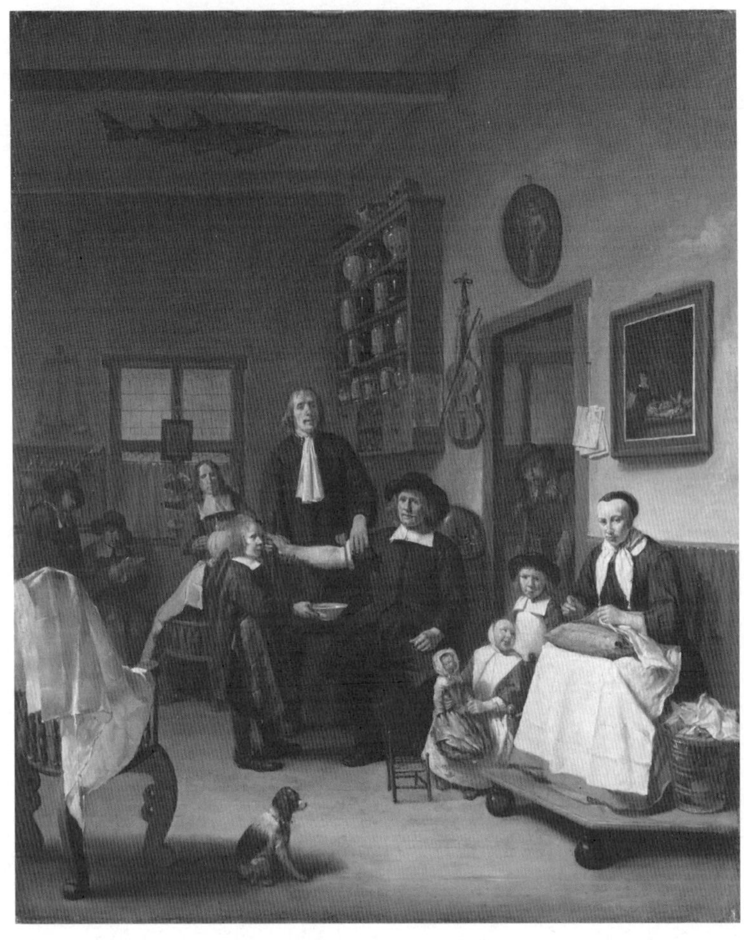

17세기 네덜란드의 이발 외과 의사 가족을 그린 초상화. 방혈 치료를 하고 있는 가장 야코프 프란첸(Jacob Franszn, 1635~1708년)의 뒤에 이발 중인 조수의 모습이 보인다.

만, 실제 이들의 일상적 진료는 방혈, 상처 치료, 발치 등 경미한 사안에 국한되고 있었다. 절단 수술처럼 사망률이 높은 수술을 하는 의사는 거의 없었고, 내장을 수술한다는 것은 차마 상상도 못 할 개념이었다. 드물게 절박한 필요로 제왕 절개를 시도하는 의사가 있었지만, (예를 들어 영국에서) 18세기 말까지 수술 후 산모가 생존한 증례는 한 건도 없었다.

1686년 2월, 내과에 비해 열악한 대우를 받던 외과 의사들의 위상을 제고할 절호의 기회가 찾아왔다. '태양왕'으로 불리는 프랑스의 전제 군주 루이 14세(Louis XIV, 1638~1715년)가 항문 샛길(치루)을 앓게 된 것이다. 당시 48세였던 왕은 토제, 하제, 거머리 흡혈(거머리를 몸에 붙여 환자의 피를 빨아먹게 하는 치료법), 방혈 등 요즘으로서는 황당무계할 뿐인 갈레노스 이래의 체액 이론에 근거한 치료를 받았으나 전혀 차도가 없었다. 이러기를 6개월, 초조해진 시의 기크레상 파공(Gui-Crescent Fagon, 1638~1718년)은 왕의 병환은 수술하는 수밖에 없겠다고 진언하며 샤를프랑수아 펠릭스(Charles-Francois Félix, 1635~1703년)라는 외과 의사를 추천했다.

왕의 허락이 내리자마자 파리 시내의 병원 하나에 펠릭스를 위해 필요한 모든 지식과 기술을 전수하고 수술용 기구를 공급하는 시스템이 만들어졌다. 실전적인 수술 연습을 위해서 가난한 항문 샛길 환자들이 비밀리에 조달되었고, 연습 도중 사망한 환자의 시체는 '중독증에 의한 사망'이라는 진단 아래 야음을 틈타 몰래 내다 버려졌다. 연습은 2개월 동안 계속되었다. 11월 중순 드디어 준비가 완료되었고, 같은 달 18일 수술이 시행되었다.[1)]

환자뿐만 아니라 집도의의 목숨까지 걸렸던 이 국가적인 수술은 다행히도 무사히 끝났다. 펠릭스는 알맞게 각도를 조절한 구부러진 메스를 항문 샛길의 외공으로 집어넣어, 항문 샛길을 따라 직장 측의 내공에 이르는 절개를 시행했다. 이 수술은 마취가 없었다는 점을 제외하고는 지금 관점에서 보더라도 납득할 만한 수준의 것이었다. (외공으로부터 소식자를 삽입해 내공을 확인한 후 이에 따라 절개하는 것이 현대의 일반적인 수술법이다.) 회복에는 상당한 기일이 소요되었지만 1687년 1월 초, 왕은 완쾌되었다. 파공은 왕으로부터 후한 상을 받았다. 펠릭스도 저택과 30만 루블의 하사금을 받았다.

이 일을 계기로 프랑스에서는 외과의 지위가 급격히 높아지게 되었다. 1724년이 되자 신분이 높은 내과 의사들이 주도하던 파리 의과 대학에 '성 고스마와 성 다미아노 형제회'의 이름으로 외과 의사 양성 과정이 설치되고 5개의 외과 관련 강좌가 개설되었다. 1731년에는 프랑스 외과 아카데미가 창립되었다. 후일 유럽 의사의 인구에 회자된 "프랑스 외과는 항문 샛길에서 나왔다."라는 농담은 이 수술을 빗댄 말이다.

57장

의학 역사상 가장 장수한 인물

토머스 파

17세기 초반 잉글랜드에서 1483년에 태어나 100세가 넘은 노인이 작은 시골 마을에서 건강하게 생활하고 있다는 믿기 어려운 이야기가 널리 퍼졌다. 100세가 넘어서 불륜으로 아이를 얻었고 부인이 사망한 후 그 불륜 상대와 결혼했을 때 나이가 122세였다는 노인의 이름은 토머스 파(Thomas Par)라고 했다. 그는 갑자기 전국적으로 유명한 인물이 되었다.

소문을 들은 많은 사람들이 장수 비결을 알기 위해 그를 만나고 싶어 했는데, 당시의 왕 찰스 1세(Charles I, 1600~1649년)도 그중 하나였다. 왕은 1635년에 그를 런던으로 불렀다. 이때 파는 "당신은 누구보다도 오래 살았는데, 혹시 당신이 아니면 아무도 하지 못했을 대단한 일이 있다면 무엇인가?"라는 왕의 질문에 "제가 100세 때 불륜을 저질렀는데 그때 고해 성사를 한 것이 아마도 남들이 하지 못했을 특별한 일인 것 같습니다."라고 대답했다고 한다.

파는 왕을 알현한 후 런던에 머물다 돌연 사망하고 말았다. 문서상 향년 152세 9개월이었다. 그의 죽음을 애석하게 여긴 왕은 왕족이나 위인만이 묻히는 것으로 알려져 있는 웨스트민스터 사원에 그를 매장하도록 명령했다.

조금은 황당한 이 노인의 이야기를 사람들이 사실로 믿은 이유는 세계 최초로 인구 통계를 확립한 영국 공문서에 대한 신뢰에 더해, 의학 역사에 길이 남을 위대한 의사 윌리엄 하비가 그를 부검하고 기록을 남겼기 때문이었다. 실험 생리학의 원조로 불리며 혈액 순환에서 심장의 역할을 처음 밝혀낸 하비는 "모든 장기가 완전히 정상이었고 방금 태어난 인간의 장기처럼 건강했다. 심지어 노인에서 흔히 볼 수 있는 갈비뼈 부위의 석회화도 없었다."라면서 결국 그가 런던에서 받은 "융숭한 대접에 따른 과식과 도시의 오염된 공기에 갑자기 노출되어" 사망했으리라고 결론 내렸다. 하비는 그의 실제 나이에 의구심을 가지지는 않았던 것 같다.

그런데 인간이 생물학적으로 누릴 수 있는 최장 수명이 150세 가량이라고는 하지만 실제 150세가 넘었다는 인물의 모든 장기가 젊은 시절과 구분되지 않을 만큼 정상이었다는 것은 의학적으로 이해하기 어렵다. 하비의 부검 기록을 검토한 현대 의학자들이 노인의 임종 시 생물학적 나이가 70세 정도였을 것으로 추정하는 점, 또 그가 어렸을 때의 역사적 사건이나 개인적 추억을 전혀 언급한 적이 없다는 점

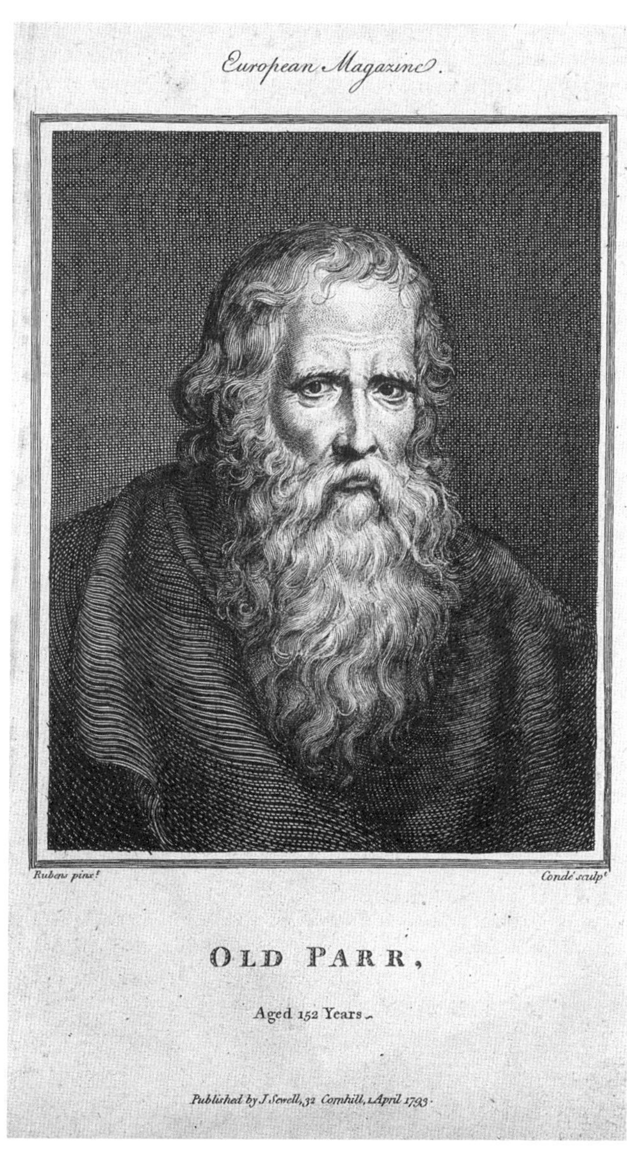
European Magazine.
Rubens pinx.t
Condé sculp.t
OLD PARR,
Aged 152 Years.
Published by J. Sewell, 32 Cornhill, 1 April 1793.

'그랜드 올드 파' 위스키 포장에도 쓰이고 있는 토머스 파의 동판화 초상화. 장 콩데(Jean Condé, 1765~1794년)의 작품.

등에서 152세라는 나이를 그대로 믿기에는 무리가 있다. 문서 작성 과정에서 파의 할아버지 기록과 파의 기록이 혼선을 일으켰을 가능성이 있다는 다른 주장이 오히려 설득력이 있어 보인다.

그럼에도 불구하고 페테르 파울 루벤스(Peter Paul Rubens, 1577~1640년)나 안토니 반 다이크(Anthony van Dyck, 1599~1641년) 같은 당대의 위대한 화가들이 그를 모델로 그린 초상화를 통해, 혹은 마크 트웨인(Mark Twain, 1835~1910)이나 제임스 조이스(James Joyce, 1882~1941년) 등의 문장가들이 작품 속에서 언급하는 그의 이미지를 통해 '올드 톰 파'는 영국 대중의 마음속에 '늙어서도 건강을 유지하면서 가장 오래 산 인간'의 상징으로 자리 잡은 듯하다. 1909년, 스카치 위스키 제조사인 그린리스 브라더스는 자사의 스카치위스키 숙성 정도를 강조하기 위해 그의 이름을 딴 '그랜드 올드 파'라는 브랜드를 만들었고, 상품 포장에 토머스 파 노인의 생몰 연도(1483~1635년)를 표시해 놓았다.

58장

칸트의 시간 엄수

철학자의 건강법

『순수 이성 비판(*Kritik der reinen Vernunft*)』으로 알려진 철학자 임마누엘 칸트는 키 약 150센티미터에 체중은 50킬로그램 정도로 왜소한 체격의 소유자였다. 그는 세계적인 철학의 권위자답지 않게 목소리에 기운이 없고 어쩐지 자신감이 결여된 태도를 지니고 있었다. 그는 새가슴에 오른쪽 어깨가 변형되어 있었다고 하는데 아마도 어렸을 적의 영양 실조 때문으로 추측된다. 이처럼 도저히 건강한 체질이라고 할 수 없는 칸트가 80세까지 장수했던 까닭은 무엇보다도 건강을 소중하게 여긴 그의 생활 태도 덕분이었다.

칸트가 시간을 정확히 지켰다는 것은 유명한 이야기이다. 규칙적인 생활이야말로 그의 장수 비결이었던 것이다. 그는 오후 10시가 되면 반드시 침대에 누워 잠을 청했고 오전 5시 정각에 기상했다. 아침에는 차를 몇 잔 마시는 것으로 식사를 대신했는데, 차를 마신 후에는 파이프 담배를 피웠다. 하루에 한 번 먹는 정찬은 정확히 오후 1시에 시작해 3시가 넘어서 끝났다. 식사에는 와인을 곁들였고 손님은 여러 요리 중에서 각자 먹고 싶은 음식을 골라 먹었다. (평생 결혼을 하지 않았던 칸트는 35년간 단골 식당에서 식사를 했지만, 1790년부터는 자택에서 식사를 하게 되었다. 점차 학문 토론의 장으로 발전한 그의 식사 초대 역시 규칙이 있어서 무슨 요일에는 누구와 식사를 한다는 것이 미리 정해져 있었다. 인원은 칸트 자신을 포함해 최소 3명에서 최대 9명까지였다고 한다.)

그러나 18세기의 가장 현명한 인물 중 하나였던 칸트도 건강과 관련해서는 (현재 관점에서 볼 때) 몇 가지 그릇된 편견을 가지고 있었다. 그는 땀을 물의 형태를 가진 변이라며 몹시 혐오했다. 또 독일 사람답지 않게 맥주를 싫어해서 모든 질병의 원인이 맥주를 과음하는 데 있다고 생각했다. 그는 혼자 산책을 즐겼는데(매일 오후 3시 30분이 되면 산보를 시작했다.) 비가 올 듯 날씨가 궂은 날이면 하인이 멀리서 우산을 들고 뒤를 따랐다. 칸트가 혼자 걷는 것을 좋아한 이유도 건강에 있었다. 동행이 있으면 어쩔 수 없이 말을 해야 하는데, 말을 하게 되면 입으로 호흡을 해야 하고, 입으로 호흡을 많이 하면 기침이 나거나 감기가 걸리고, 목이 쉬어 폐에 이상이 생긴다고 믿었던 것이다.

칸트는 죽을 때까지 고향 쾨니히스베르크에서 16킬로미터 이상 떨어져 본 적이 없었지만, 외국의 최신 의학에는 관심이 많았다. 그는 모든 질병은 자극의 과잉 또는 과소에 의한 것이라는 존 브라운(John Brown, 1735~1788년)의 학설을 믿었고, 폐병을 고친다는 토머스 베도스(Thomas Beddoes, 1760~1808년)의 학설과 열병을 고친다는 라이히(Reich)라는 이름을 가진 학자의 학설에도 감명을 받았다. 그러나 당시 유행했던 네 가지 의학설 중에서 후일 유일하게 쓸모가 있다고 밝혀진 에드워드 제너(Edward Jenner, 1749~1823년)의 종두법만은 탐탁지 않아 했다.

말년의 칸트는 기억력이 떨어졌고 눈도 잘 보이지 않게 되었다. 79세 이후에는 무서운 꿈을 자주 꾸었는데 꿈에서 누군가가 자신을 죽이려 들면 밧줄에 연결된 종을 울려서 사람을 불러 댔다. 매일 이런 일이 반복되자 충실한 하인 카우프만(Kaufman)은 아예 칸트의 침실 구석에 간이 침대를 놓고 잤다고 한다. 어느 날 길에서 넘어진 후로 운동을 극도로 삼가며 거의 집 밖을 나서지 않던 칸트는 80세 생일을 몇 달 앞두고 쓰러지고 말았다. 뇌출혈로 추정되는 이 실신 이후 칸트는 급격히 쇠약해졌다. 침상에 누워 식음을 전폐하던 노철학자가 영원한 잠에 빠진 것은 1804년 2월 4일이었다.

59장

18세기 영국의 의약 분쟁

진료권 독점의 역사

중국이나 인도의 역사에는 명의로 이름을 떨친 의사는 있었으나 돈을 많이 번 의사에 관한 기록은 찾아보기 힘들다. 의사가 의료 전문가로서 존경받고 부를 쌓게 된 역사는 서양이 한 발 앞서는데 시기적으로는 18세기가 아마도 의사가 가장 잘나가던 때가 아닌가 싶다. 당시에는 대학교에 속한 의사도 사설 진료소를 열어 환자를 보고 수입을 얻을 수 있었으며, 의료 수가도 높아서 독일에서 의사에게 진찰을 받으려면 적어도 플로린 금화 1개를 내야 했다. 한 번 진찰에 금 7.5그램 정도를 지불했다는 말이다.

이 시기의 의사 중에는 엄청난 부를 이루어 고가의 골동품이나 예술품 수집을 취미로 삼는 이가 많았다. 의사들의 패션도 바뀌었는데 중세 수도사처럼 어두운 색조의 긴 가운은 사라지고 귀족에 못지않은 화려한 복장이 유행했다. 금단추가 달린 외투에 목에는 비단 스카프를 두르고, 조끼에는 금줄을 달고, 손에는 정교하게 금으로 세공된 손잡이가 달린 지팡이를 짚고, 외출할 때는 말 2마리가 끄는 마차를 타는 것이 의사의 일상이었다.

유럽 의사들이 이렇게 전성기를 구가했던 배경에는 자본주의 발달에 따른 부유한 환자의 증가와 이런 수요를 따르지 못한 의사의 공급 부족이라는 문제가 있었다. 17세기 이후 의사들이 자연 과학에서 이룬 발전에 감명받은 대중이 의사에게 품은 신뢰 역시 중요한 요소였다. 이러한 시대의 흐름과 두터운 민중의 지지에 힘입어 전문가 집단인 의사들은 급기야 의료라는 명칭과 업무의 독점을 시도하게 되었다.

프랑스나 독일 같은 대륙에서는 왕실 주치의가 중심이 된 의사회가 의사 아닌 자의 의료 행위를 단속해 성공을 거두었다. 그러나 영국 의사들은 의료 행위의 독점을 놓고 수적으로 절대적 우위를 차지하고 있던 약사와 갈등을 빚었다. 17세기 초에 협회를 조직한 약사들도 의사들의 진료권 독점 공세에 위기감을 느끼고 적극적으로 진료 활동에 나섰다. 약사들은 자신들이야말로 서민의 건강을 지키는 의료인이라는 논리로 기득권을 주장하며 의사들에 대항했다.

처음에 의사들은 약사들이 처방전에서 의학 지식을 얻게 되는 것을 우려해 약사들이 모르는 라틴 어로 처방전을 쓰고 용법은 환자에게 직접 말로 일러 주는 등의 수법으로 맞섰지만, 별 효과가 없었다. 의사회는 고심 끝에 빈곤 계층에 대한 무료 진료를 대대적으로 실시했다. 이 전략은 중산층 이하의 환자를 주된 고객으로 삼던 약사에게 치명적인 타격을 주었다. 의사회는 또 빈민 구제를 위한 의사 파견 사업에도 저명한 의사들이 거의 무보수로 협력토록 함으로서 자신들이 단지 영리만을 목적으로 행동하는 것이 아니며 성직자와 비슷한 전문가라는 인식을 심어 주었다. 여론을 등에 업은 의사들은 결국 진료권을 독점하는 데 성공했다.

뒤돌아보면 요즘 의사들의 사회적 지위는 18세기 유럽의 의사에 비해 매우 낮다. 그러나 대부분의 나라가 의사만이 환자를 진료할 수 있도록 법으로 정한 것은 그들이 사회에 헌신하는 직업인이라는 대중의 믿음이 그 근저에 있기 때문일 것이다.

60장

송아지의 피를 넣으면 순해진다

최초의 수혈

윌리엄 하비가 혈액이 인체 속에서 순환하고 있다는 사실을 밝히자 곧바로 출현한 것이 혈관에 물질을 직접 주입하는 주사였다. 영국의 크리스토퍼 렌(Christopher Wren, 1632~1723년), 로버트 보일(Robert Boyle, 1627~1691년) 같은 학자는 개의 혈관에 각종 약물을 주입한 결과 아편을 주사하면 수면이, 안티모니를 주사하면 구토가 유발된다는 사실을 밝혔다.

렌과 보일이 이러한 실험 결과를 발표할 때쯤 의과 대학의 학생이었던 리처드 로어(Richard Lower, 1631~1691년)는 1665년 한 발 더 나아간 실험을 시도했는데 그것은 개 2마리 간의 수혈이었다. 그러나 2마리의 목정맥을 갈대 줄기로 만든 대롱으로 연결하는 이 실험은 실패로 끝났다. 정맥끼리는 혈압의 차이가 별로 없어서 혈액의 흐름이 생기지 않았기 때문이었다. 다음 해 로어는 다량으로 피를 뽑아낸 빈혈 개의 목정맥과 정상 개의 목동맥을 갈대 대롱으로 연결하자 빈혈로 빈사 상태에 있던 개가 활기차게 되살아나는 현상을 관찰했다. 최초의 동종 간 수혈 실험이 이루어진 것이었다.

한편 17세기 후반 또 하나의 의학 중심을 자처하던 프랑스에서는 이즈음 새의 깃털이나 갈대 대신 은으로 만든 대롱을 사용하는 수혈 장치가 개발되었다. 2개의 은 대롱 사이에 주머니를 연결하고 대롱의 다른 끝을 동물의 혈관에 각각 꽂아 주머니를 쥐어짜면 수혈이 이루어지는 장치였다. 루이 14세의 시의였던 장밥티스트 드니(Jean-Baptiste Denis, 1643~1704년)는 이 장치로 독창적인 수혈 연구를 시도했다. 목정맥 대신 넙다리동맥을 사용해 실험에 쓴 개들의 사망률을 획기적으로 줄이는 데 성공한 그는 개를 대상으로 19번이나 수혈을 하는 데 성공했다. 그는 혈액이 여러 가지 유익한 물질을 공급하는 보편적인 영양 물질이라고 보았는데, 송아지로부터 개로, 양 4마리의 피를 말 1마리에게로 수혈을 하는 등의 실험을 계속하면서 인간에게 동물의 피를 수혈해 질병을 고칠 수 있을 것이라는 논문을 발표했다. 당시의 의학 이론에 따르면 암이나 궤양, 치매나 정신병 등 거의 모든 병은 나쁜 피가 원인이었기 때문에 피를 갈아 주어야 했다. 그러나 드니는 인간끼리의 수혈에는 반대했다. 피를 뽑힌 동물의 수명이 줄어드는 것이 실험으로 증명된 이상, 한 인간의 수명을 연장하기 위해 다른 인간의 수명을 단축시킨다는 것은 옳지 않은 일이라는 이유에서였다.

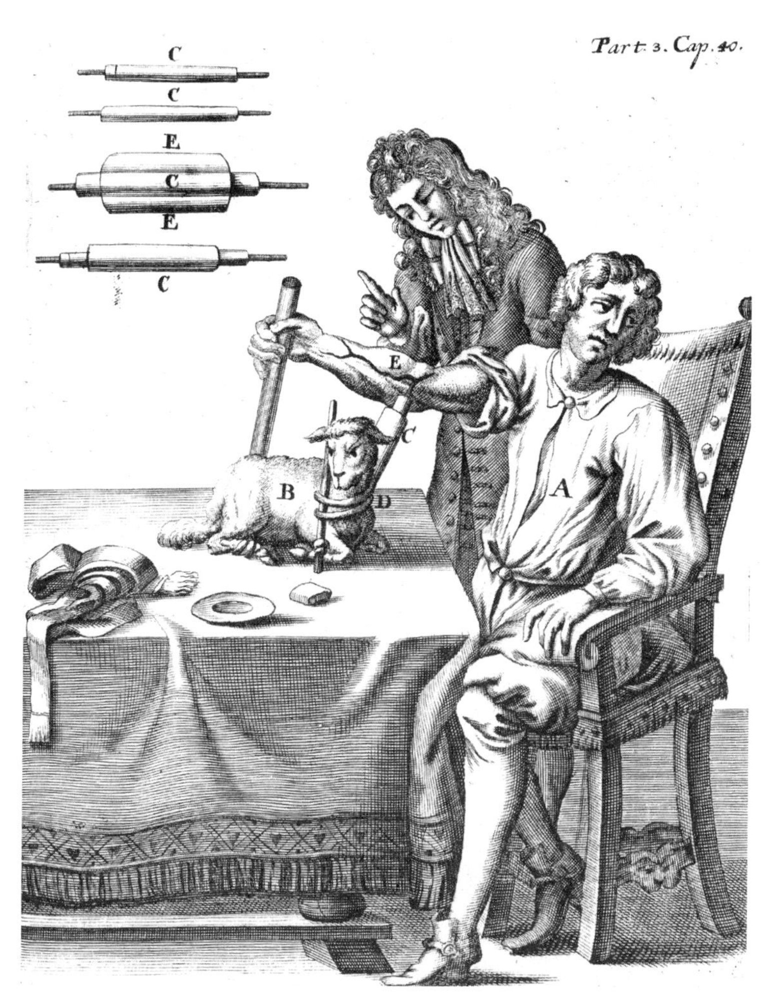

어린 양의 피를 받았던 초기 수혈의 모습.

1667년 6월, 그는 방혈 치료를 20번이나 해도 차도가 보이지 않는, 열이 심하게 나는 16세 환자에게 순한 어린 양의 혈액을 약 250밀리리터 수혈했다. 환자는 수혈하는 중 혈관을 타고 올라가는 뜨거운 느낌을 호소했지만 수 주일 후에 어느 정도 건강을 회복했고 체중도 늘었다.[1] 다음으로는 45세의 건장한 노동자에게 어린 양의 피를 수혈하는 실험을 했다. 이번에도 수혈하는 팔에 뜨거운 감각을 느꼈다는 것 외에 특별한 이상은 없었다.

성공적인 실험으로 자신을 얻은 드니는 색다른 수혈 치료를 시도했다. 매독으로 정신이 이상해져서 부인을 때리거나 옷을 벗고 설치는 앙트완 모루아(Antoine Mauroy)라는 남자에게 송아지의 피를 여러 번에 걸쳐 수혈하기로 한 것이다. 미쳐 날뛰는 난폭한 성질을 순한 송아지의 피로 완화시킬 수 있으리라는 것이 그의 가설이었다. 그러나 이번에는 문제가 달랐다. 첫 번째 수혈 때에는 수혈 부위에 화끈거리는 느낌 정도를 호소했던 환자가 이틀 후 다시 수혈을 하자마자 콩팥의 심한 통증과 호흡 곤란을 호소하며 구토를 하더니 이삼일 내내 코피를 흘리며 새까만 소변을 보았다.[2] 다행히도 며칠 안정을 위한 후 환자는 회복되었다. 얼마가 지난 어느 날, 또다시 난폭해진 남편에게 한 번만 수혈을 더 해 달라는 부인의 부탁을 받고 왕진을 갔던 드니는 환자가 경련을 일으키는 바람에 수혈을 하지 못하고 돌아왔고 이튿날 모루아는 죽었다. (사실은 부인에게 독살당한) 모루아의 사인이 수혈 때문인지를 조사하던 프랑스 법원은 드니에게는 잘못이 없다고 인정하면서도, 앞으로 수혈을 하려고 하는 의사는 파리 의과 대학의 허가를 받아야 한다는 조건을 달았다. 1668년에 내려진 이 판결은 결과적으로 잠시 유행하려던 프랑스의 수혈 치료를 끝장내는 계기가 되었다. 세계에서 가장 보수적이던 파리 의과 대학 교수들은 새로 나온

이 위험한 치료법을 허가할 생각이 전혀 없었기 때문이었다.

2년 후, 프랑스 의회가 수혈을 금지하는 법을 통과시키자 영국 의회가 이를 따랐고 또다시 2년 후에는 로마 교황이 수혈을 금지하는 칙령을 내렸다. 이로써 유럽의 대부분 지역에서 수혈이 자취를 감추게 되었다.

61장

전쟁에 져서 발전한 의학

워털루 전투와 청진기

의사들의 상징처럼 여겨지는 청진기를 발명한 프랑스 의사 르네 라에네크(René Laennec, 1781~1826년)는 원래 '배막염'이나 '간경변' 같은 현대식 병명을 최초로 제안한 뛰어난 임상가이자 병리 해부학자였다. 20세 때 상경해 파리에서 제일 큰 샤리테 병원에서 의학을 공부한 라에네크는 1803년 정부가 우수 전문 분야 학생을 표창할 때 의학 부문 1등상을 받았고, 1804년 졸업 후에는 저명한 의학지의 고정 기고자가 될 정도로 뛰어난 실력을 인정받는 의사였지만 10년이 넘도록 명성에 걸맞은 일자리를 얻지 못하고 개인 진료소를 운영하고 있었다.

라에네크가 제대로 된 병원에 취직하지 못한 이유는 그의 정치적 성향 때문이었다. 그는 나폴레옹을 반대하고 왕정을 지지하는 왕당파였다. 1789년의 혁명으로 모든 공공 의료 기관의 의사를 콩쿠르, 즉 공개 경쟁으로 채용하는 규정이 생겨 사회적 배경이 있는 의사만 좋은 곳에 취직이 되는 병폐를 막는 제도적 장치가 마련되기는 했지만, 아무리 실력이 있다고 해도 골수 왕당파로 유명한 의사를 정부의 눈 밖에 나면서까지 임용하려는 병원은 사실상 하나도 없었던 것이다.

그런데 1815년 3월 엘바 섬을 탈출한 나폴레옹이 6월에 벌어진 워털루 전투에서 패배하고 완전히 몰락한 후 왕정 복고가 이루어지자 라에네크에게 기회가 찾아왔다. 전쟁이 종결되고 정권이 교체되는 와중에 내무부 차관이 된 고향 친구가 파리의 네케르 병원에 자리를 마련해 준 것이었다. 당시로는 규모도 작고 전통도 없던 네케르 병원이 썩 내키지는 않았지만, 친구의 친절을 거절하기도 어려웠던 라에네크는 1816년 9월 4일 정식으로 근무를 시작했다. 그리고 그로부터 열흘도 지나지 않은 9월 13일, 뚱뚱한 여성의 흉부를 진찰하기 위해 공책을 둘둘 말아 가슴에 대고 소리를 들었고, 이 경험은 청진기의 발명으로 이어졌다.

청진 부위에 직접 귀를 대지 않는, 기구를 이용한 '간접 청진법'이라는 새로운 진단법을 연구·발전시킨 라에네크는 1819년 『흉부 진찰을 위한 간접 청진법(*De L'Auscultation Médiate, ou Traité du Diagnostic des Maladies des Poumons et du Cœur, fondé principalement sur ce Nouveau Moyen d'Exploration*)』을 출간했다. 출판사는 이 책에 나무로 만든 원통 모양의 청진기를 끼워 파는 특이한 판촉 전략을 채택했는데, 13프랑인 정가에 3프랑만 더 내면 저자가 만든 청진기를 덤으로 주었다. 판촉 전

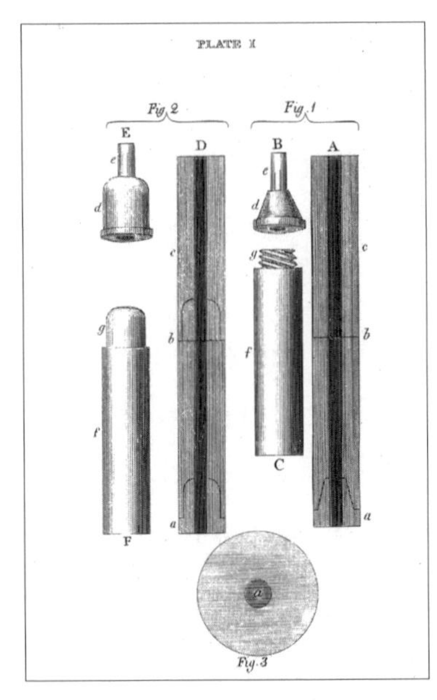

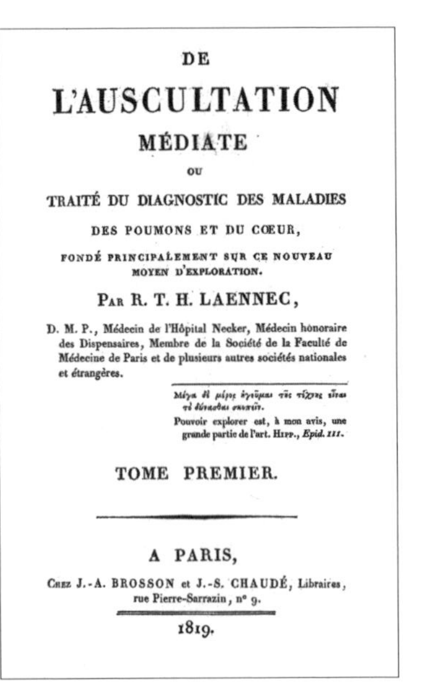
DE
L'AUSCULTATION
MÉDIATE
OU
TRAITÉ DU DIAGNOSTIC DES MALADIES
DES POUMONS ET DU CŒUR,
FONDÉ PRINCIPALEMENT SUR CE NOUVEAU
MOYEN D'EXPLORATION.
PAR R. T. H. LAENNEC,
D. M. P., Médecin de l'Hôpital Necker, Médecin honoraire des Dispensaires, Membre de la Société de la Faculté de Médecine de Paris et de plusieurs autres sociétés nationales et étrangères.

Pouvoir explorer est, à mon avis, une grande partie de l'art. HIPP., *Epid. III.*

TOME PREMIER.

A PARIS,
CHEZ J.-A. BROSSON et J.-S. CHAUDÉ, Libraires, rue Pierre-Sarrazin, n° 9.
1819.

라에네크의 『흉부 진찰을 위한 간접 청진법』 표지와 청진기 설계도.

략은 그렇다 치고, 임상적 관찰 결과와 청진 및 부검 소견을 관련지어 수많은 흉부 질환의 특성을 밝힌 이 저술은, 이후 20년 가까이 다른 의사들이 그 내용에 대해 이의를 제기하지 못했을 정도로 시대를 앞서 간 위대한 업적이었다. 질병에 관한 해박한 지식과 어려서부터 플루트를 불며 단련한 라에네크의 탁월한 음감이 결합된 청진법은 유럽의 지도적 의사들이 세계로 전파했고, 청진기는 세월과 더불어 세상의 거의 모든 의사가 애용하는 필수 진단 기구가 되었다.

라에네크의 취직과 청진기에 얽힌 이 일화는 사회적 환경이나 정치 권력의 변화가 의학자 개인에게 영향을 미치고, 그 결과 의학이 발전하게 된 매우 드문 사례 중 하나다. 역사에 가정은 없다지만 만약 나폴레옹이 워털루 전투에서 승리했다면 과연 청진기가 언제 어디서 발명되었을지 궁금하다.

62장

마취제와 일확천금의 꿈

에테르 마취법

16세기부터 매독 치료제로 가끔 쓰이던 에테르가 최초로 마취에 사용된 곳은 미국이었다. 요즘의 본드나 부탄가스 흡입처럼 당시 일부 청소년 사이에서 유행한 에테르 흡입에서 힌트를 얻은 조지아 주의 시골 의사 크로포드 롱(Crawford Long, 1815~1878년)이 1841년 한 소년의 목덜미에 생긴 혹을 절제할 때 처음 사용했던 것이다. 그는 다른 흑인 소년의 발가락을 절단할 때에도 에테르를 썼다. 그러나 롱은 환각제를 함부로 흡입시키는 품위 없는 의사라는 지탄을 받을까 우려해 이를 의학계에 보고하지는 않았다.

에테르를 마취제로서 널리 보급시킨 사람은 미국의 윌리엄 모턴(William Morton, 1819~1868년)이었다. 1819년 매사추세츠에서 태어난 그는 10대 때 일하던 술집의 돈을 빼돌린 혐의로 동네에서 추방된 문제아였다. 고향을 등진 그는 동부에서 중부로 떠돌며 매사추세츠 주지사의 조카를 사칭해 남과 동업을 한 후 돈을 떼어먹거나, 부잣집 딸과 혼약을 맺고 돈을 빌려 갚지 않는 등의 다양한 사기 행각을 벌였다. 그러나 그의 이런 행위는 오래지 않아 들통이 났고 급기야는 미시시피 강 전역에서 사기 혐의로 수배되는 신세가 되고 말았다. 할 수 없이 고향으로 피신해 기회를 노리던 그의 눈에 띤 인물이 마침 보스턴을 순회 중이던, 최초로 흡입 마취를 고안한 하트퍼드의 치과 의사 호러스 웰스였다.

모턴의 사기성을 꿰뚫어 보지 못한 사람 좋은 웰스는 그를 제자로 받아들였다. 그는 몇 개월 동안 웰스에게 기술을 배워 보스턴에 치과를 개업하는 한편(당시는 면허가 없었기 때문에 자기가 주장만 하면 누구라도 의사를 할 수 있었다.) 웰스와 공동으로 보철 재료를 판매하는 회사를 설립했다. (그 결과 부유했던 웰스는 가난해졌고 빈털터리였던 모턴은 얼마 지나지 않아서 커다란 농장을 사들일 정도로 부자가 되었다.)

이즈음 웰스는 환각제로 쓰이던 웃음 기체(소기)를 사용한 흡입 마취를 발명했으나 하버드 대학교의 실연에서 실패하고 말았다. 옆에서 이를 지켜본 모턴은 또 다른 환각제인 에테르로 눈을 돌렸다. 찰스 잭슨(Charles Jackson, 1805~1880년)이라는 하버드 대학교 출신의 의사 겸 화학자로부터 에테르에 대해 배운 그는 친구의 이를 에테르 마취로 뽑아 보고 확신을 얻었다. 이 자리에 동석했던 신문 기자가 이 일을 기사화하자 하버드의 외과 의사들은 모턴의 마취에 관심을 가지기 시작했다. 드디어 1846년 10월 16일, 보스턴의 매사추세츠 종합

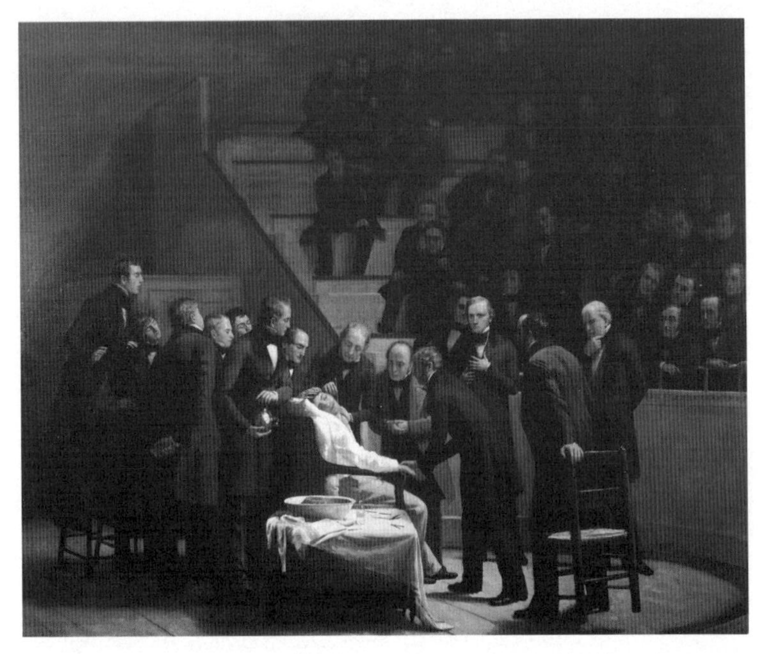

로버트 힝클리(Robert Hinckley 1853~1941년)의 「에테르의 날, 또는 첫 번째 에테르 수술(Ether Day, or The First Operation Under Ether)」.

병원의 수술용 원형 강의실에서, 모턴의 에테르 마취 상태에서 하버드 대학교 외과 존 워런 교수가 페인트공 에드워드 애벗(Edward Abbott, 1825~1855년)의 목에 생긴 혈관종을 통증 없이 절제하는 데 성공했다.

영악하게도 미리 국가로부터 에테르 마취법에 관한 특허를 받아 놓았던 모턴은 큰돈을 벌게 되었다고 확신하고 있었다. 하지만 그의 꿈은 이루어지지 않았다. 에테르 마취를 쓰는 의사들 중에 모턴에게 특허 사용료를 내겠다는 의사가 한 사람도 없었던 것이다. 약이 오른 모턴은 자신의 특허권을 보호해 주지 않는 정부가 보상금을 내야 한다며 의회를 상대로 로비를 시작했다. 그러나 치열한 노력에도 그에게 보상금을 주자는 의회의 결의안은 번번이 일보 직전에서 보류되곤 했다. 결국 로비로 재산을 탕진해 버린 그는, 보상금을 받으면 이자까지 쳐서 갚겠다며 남의 돈을 빌려 생활하던 중인 1868년 7월 15일 뉴욕 센트럴 파크에서 마차를 몰다 뇌출혈로 쓰러져 사망했다.

63장

크리스마스 날 아침의 공포

최초의 개복 수술

에프라임 맥도웰(Ephraim McDowell, 1771~1830년)은 미국 켄터키 주 던빌의 개업 의사였다. 그는 서부의 다른 의사가 그랬던 것처럼 어렸을 때 지역 개업의 알렉산더 험프리(Alexander Humphreys, 1757~1802년)를 스승으로 모시고 도제로 들어가 의학을 배우기 시작했다. 험프리는 의학 지식이 거의 없는 돌팔이 의사가 대부분이었던 당시 서부에서는 드물게 제자와 함께 시체 해부를 하는 상당히 학구적인 의사였다.

그렇지만 이런 시골에서 공부할 수 있는 의학의 한계를 잘 알았던 맥도웰의 부친은 아들을 영국 스코틀랜드 에든버러에 유학시켰다. 18세기 말의 미국 의사는 주로 영국으로 유학을 갔는데, 언어가 같은데다가 유럽 본토와 영국의 의학 수준이 큰 차이가 나지 않았기 때문이었다. 존 모건(John Morgan, 1735~1789년)처럼 필라델피아에 미국 최초의 의과 대학과 병원을 건설한 선구자들은 대부분 에든버러에서 의학을 공부한 유학생이었다. 런던의 보수적인 의학교에서는 종교상의 이유 등으로 신교도의 입학을 제한했기 때문에 상대적으로 종교의 자유가 있었던 에든버러에 우수한 인재들이 모여들었던 것이다. 그 결과 18세기 말에 에든버러는 프랑스 파리에 못지않은 세계 의학의 중심지가 되었다.

맥도웰은 2년 정도 체재하면서 의학 공부를 했는데 당시 에든버러의 알렉산더 해밀턴(Alexander Hamilton, 1739~1802년) 교수는 사람의 배안(복강)을 열면 내장이 찬 공기에 노출되어 염증이 생기고, 그로 인해 사망하게 된다고 가르쳤다. 또 세계적으로 널리 알려졌던 외과학 교과서의 저자 존 벨(John Bell, 1763~1820년)도 난소 종양은 자연에 맡길 수밖에 없다는 내용을 강의하고 있었다.

1794년에 고향으로 돌아온 맥도웰은 외국 유학까지 다녀온 실력 있는 의사라는 평판이 나서 훨씬 먼 곳까지 왕진을 가야 했다. 서부의 의사들은 주로 말을 타고 왕진을 다녔는데 1809년 12월 15일에 그는 눈보라를 헤치며 말을 몰아 자기 집 겸 병원이 있는 던빌에서 100킬로미터 떨어진 외딴 통나무집으로 왕진을 가게 되었다.

환자는 제인 토드 크로포드(Jane Todd Crawford, 1763~1842년)라는 네 아이의 어머니였는데 배가 불러오자 처음에는 임신인 줄 알고 방치하다가 배가 자꾸 팽창되어 숨을 쉬기 어려울 정도가 되자 왕진을 요청한 것이었다. 맥도웰은 난소 종양이라는 진단을 내리고 현재의 의료 기술로서는 방법이 없다며 환자와 남편을 설득했다. 그러나 제발 수술해 달라는 환자의 애원을 못 본 체 할 수 없었던 맥도웰은 고민 끝에 "우리 집에서라면 수술을 할 수 있을지도 모른다."라고 대답을 하고 발길을 돌려 집으로 돌아왔다. 맥도웰은 이날 환자가 조만간 위독해져서 아마도 다시는 볼 일이 없을 거라고 생각했지만, 이 용감한 여성은 인디언과 늑대들이 출몰하는 약 100킬로미터의 시골길을 혼자 말을 달려 12월 17일 밤 던빌에 도착했다. 마취도, 소독약도 없던 당시에 세계 최초의 개복 수술이라는 역사적인 실험을 할 처지에 놓인 맥도웰은 가지고 있는 모든 의학 서적과 논문을 뒤져 난소 종양 수술에 관한 정보를 찾았지만 별로 도움이 되지 않았다. 또 조수로 데리고 있던 제자는 나중에 살인죄로 몰릴 것이 두려워 수술을 도울 수 없다고 주장했다. 그렇지만 환자는 매일같이 간절하게 수술을 청했다.

맥도웰은 할 수 없이 몇 달 전 필라델피아 의과 대학을 졸업하고 갓 의사가 되어 돌아온 조카 제임스 맥도웰(James McDowell)을 조수로 쓰기로 하고 수술 기구를 다루는 법을 가르치기 시작했다. 그런데 이번에는 마을 사람들이 들고 일어났다. 맥도웰이 '산 사람을 째는 악마'라면서 수술을 못하게 막아야 한다고 마을 목사가 선동한 것이었다. 나중에는 그를 목매달아 죽여야 한다고 주장하는 사람까지 나타날 정도로 분위기가 험악해졌기에 맥도웰은 마을 사람들이 교회에 모여 예배를 드릴 크리스마스 날 아침에 수술을 하기로 결정했다.

맥도웰은 크리스마스 아침 목사의 설교가 시작되었을 즘 수술을 시작했다. 환자는 두려움을 이기기 위해 나지막한 목소리로 찬송

가를 부르기 시작했는데, 맥도웰이 환자의 복부에 메스를 대어 절개하고 배안을 열자 종양에 눌려 있던 내장이 쏟아져 나왔고 그 밑으로 커다란 종양이 보였다. 종양이 너무 커서 배 밖으로 꺼내기가 힘들다고 판단한 맥도웰은 종양 밑 부분을 실로 묶은 후 표면 두 군데를 절개해 약 6.5킬로그램의 점액성 내용물을 긁어냈다. 그리고 종양의 남은 부분을 배에서 꺼낸 후 자궁에서 분리해 절단했다. 이 무게가 3킬로그램이 넘었다고 하니 전체 종양의 무게는 거의 10킬로그램이나 되었던 셈이다.

종양을 절단할 때쯤 맥도웰의 집 앞에는 군중이 모여서 소동을 일으키고 있었다. 그들은 불쌍한 환자가 살해당하기 전에 구해내야 한다고 소리를 질렀다. 교수형에 쓸 밧줄을 흔드는 사람도 있었다. 맥도웰은 종양에 떠밀려 흘러나왔던 내장을 배막안(복강내)에 집어넣고 배 속에 고인 혈액을 환자의 몸을 기울여서 쏟아 낸 후 배벽을 봉합했다. 이즈음 환자의 노래 소리가 멈추어서 놀란 맥도웰이 자세히 살펴보았더니 다행히 기절을 했을 뿐 호흡은 정상이었다.

환자의 상처에 붕대를 감고 있을 때 보안관이 문을 차서 부수고 집 안에 난입했는데, 환자가 무사한 것을 보고는 미안해서 어쩔 줄 모르다 정신을 차리고는 군중을 해산시켰다. 무지하면서 순진했던 마을 사람들은 당시로는 차마 상상도 못 했던, 산 사람의 배를 가르고 장기를 떼어 내는 수술이 성공했다는 보안관의 말에 충격을 받고 집으로 돌아갔다.

제인 크로포드는 수술 후 5일째에 침대에서 일어나 걸을 수가

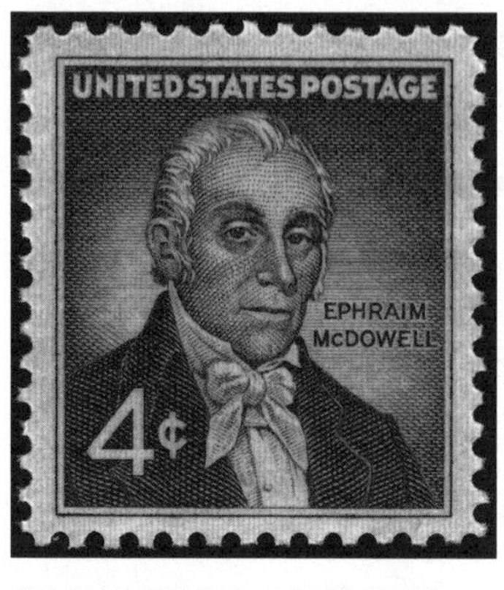

최초의 난소 종양 수술 150주년을 기념해 1959년에 발행된 에프라임 맥도웰의 우표.

있었고, 20일이 더 지나자 혼자서 말을 타고 100킬로미터 떨어진 집으로 돌아갔다. 그녀는 그 후 인디애나 주로 이사해 주 의회 의원도 역임했으며 78세까지 생존했다. 1932년 켄터키 주 도로 관리국은 1809년 당시 그녀가 말을 타고 왕복했던, 그녀의 통나무집이 있던 그린 카운티에서 던빌에 이르는 길을 '제인 토드 크로포드 웨이'로 명명했다.

맥도웰은 1813년에 한 증례, 1816년에 또 한 증례의 난소 종양 수술에 성공한 후 부인의 권유에 따라 논문을 발표했다. 이는 당시 의학적으로는 불모지나 다름없었던 미국이 거둔 가장 혁혁한 성과 중 하나였다. 그는 평생 13회의 난소 종양 수술을 시행해 8건의 증례에서 성공을 거두었고, 메릴랜드 대학교 명예 교수 칭호를 받기도 했지만, 생전에는 보수적인 주류 의학계의 인물로부터 위험한 수술을 함부로 하는 의사라는 비난을 받았다. 영국 왕립 산부인과 협회는 1830년 막창자꼬리염(충수염)에 의한 배막염으로 59세에 세상을 떠난 맥도웰을 기리는 뜻에서 던빌의 진료소 겸 자택의 목재로 만든 망치를 회의 진행에 쓰고 있다.

64장

"돌팔이들이나 하는 것이므로 나는 하지 않겠노라."

결석 제거술의 역사

수천 년 전 이집트 미라의 방광에서 발견될 정도로 서양에서 결석은 역사가 오랜 병이었다. 고대 그리스의 히포크라테스 선서에도 "결석을 제거하는 수술은 돌팔이들이나 하는 것이므로 나는 하지 않겠노라."라는 문장이 나오는데 이때도 결석이 골칫거리였고 수술로 이를 제거하려는 시도가 있었음을 알 수 있다. 아라비아나 인도, 로마와 같은 고대 문명에도 방광 결석 수술 기록이 남아 있는데, 구체적 수술 방법이 기록된 가장 오래된 예는 기원전 30년경에 로마에서 출판된 켈수스의 책으로 회음부, 즉 요도와 항문 사이를 절개해 그 구멍을 통해 결석을 갈퀴 비슷한 기구로 긁어내는 방법이 서술되어 있다.[1)]

16세기 유럽의 여러 마을을 떠돌아다니며 방광 결석을 수술해 주던 결석 제거사들은 이를 뽑는 치과 의사나 백내장 수술을 하는 안과 의사와 마찬가지로 돌팔이 취급을 받았다. 이들은 하복부 또는 회음부를 재빨리 절개해 돌을 꺼냈다고 하는데 배를 절개하고 방광을 여는 것은 배막염을 일으킬 가능성 때문에 금기시되어 대개는 회음부를 절개해 생기는 구멍으로 집게를 넣어 돌을 꺼내는 수법을 썼다. 그렇지만 마취도 없고 항생제도 없는 시절의 수술이라 실수로 방광 대신 다른 장기를 다치게 하는 경우도 많았다. 그래서 결석 제거사들은 수술이 실패하면 환자나 보호자로부터 도망치기에 바빴다. 가끔 상당한 경험을 쌓은 실력 있는 의사들도 있었는데 유능한 의사는 이 수술을 1분 이내에 해치웠다고 한다.

비수술적으로 결석을 꺼내는 방법을 최초로 고안해 시체로 시험해 본 사람은 뮌헨의 프란츠 폰 그루이투이젠(Franz von Gruithuisen, 1774~1852년)이라는 내과 의사였다. 그는 방광에 돌을 녹이는 용해제를 주입해 결석을 녹이는 방법을 연구하던 중 결석의 종류가 다양하다는 사실을 깨닫고, 용해제를 주입하기 전에 각종 결석의 표본을 채취하려고 시도했다. 그래서 속이 빈 대롱에 가는 철사를 넣어 끝 부분을 고리처럼 만든 후 요도를 통해 방광에 넣고, 결석을 고리로 걸어서 대롱 끝에 잡아당겨 고정시킨 다음 다시 대롱 속에 가는 드릴을 넣어 돌을 부수는 방법을 생각해 냈다. 그는 이런 사실을 1813년에 발표했지만 이 방법을 실제 살아 있는 환자에서는 사용하지 않았다.[2)]

10년 후인 1823년에 프랑스 파리의 장 시비알(Jean Civiale, 1792~1867년)이라는 인물이 환자에서 돌을 잘게 부수어 배출시키는데 성공하는데, 요도를 통해 대롱을 넣고 그 속에 가는 집게를 넣어 돌을 집은 다음, 나사를 조여 압착을 가하면서 돌을 잘게 부수는 수법이었다.[3] 그는 이 방법을 1824년에 프랑스 과학원 회원인 의사들 앞에서 시연했는데 약 2주 동안 3번에 걸쳐 결석을 완전히 배출시키는데 성공했다. 환자는 3번 모두 걸어서 와서 걸어서 집으로 갔는데 이것은 종래의 방광 결석 수술에서는 볼 수 없었던 광경이었다.[4]

벨기에의 레오폴 1세(Leopold I, 1790~1865년)를 치료하기도 했던 시비알은 이 방법으로 큰 성과를 거두어 부와 명예를 얻었다. 그의 치료법은 곧 표준적인 비수술적 결석 제거술로 자리를 잡았다. 그런데 그 후 무균법이 널리 보급되어 상처가 감염될 우려가 없어지자 앞쪽, 즉 아랫배 쪽을 절개하고 방광을 열어 직접 돌을 꺼내는 방법이 일반적이 되었다. 현대에는 초음파로 돌을 깨는 방법도 사용되고 있지만 마취나 항생제가 없던 시절에 처음으로 수술 없이도 돌을 제거할 수 있게 한 시비알의 치료법은 많은 사람을 고통과 절망에서 구한 획기적인 전환점이었다고 할 수 있다.[5]

65장

'정신 분석의 아버지'의 숨겨진 업적

코카인 국소 마취

코카인의 성질에 관한 연구를 처음으로 시작해 국소 마취가 탄생하는 데 결정적인 역할을 한 것은 나중에 정신 분석학으로 유명해지는 지그문트 프로이트였다.[1] (마취에 쓰겠다는 생각은 하지 않았다.) 그는 1884년 4월 중순에 한 학회지에 실린 어느 군의관의 논문에서 코카인을 병사들에게 복용시켰더니 행군 능력이 눈에 띄게 향상되었다는 부분을 읽었는데, 이것은 그가 코카인이 인간의 정신에 어떤 영향을 미치는지 연구할 마음을 먹게끔 한 계기가 되었다.

당시 코카인은 매우 고가였으나 세계적으로 이름을 떨치는 학자가 되겠다는 야심에 불타던 30세의 프로이트는 머크 사로부터 1그램을 구입해 연구를 시작했다. 그는 코카인이 정신 상태에 미치는 영향을 중요시했기 때문에 코카인을 섭취할 때 혀나 입안 점막이 약간

마비가 되는 것 같은 느낌은 심각하게 고려하지 않았다. 그는 잇몸에 염증이 생길 때 간혹 코카인 희석액을 사용하기도 했지만, 국소 마취에 관해서는 아무 관심도 없었다.

그러던 어느 날 프로이트는 빈 종합 병원의 중앙 정원에서 카를 콜러(Karl Koller, 1857~1944년)라는 안과 의사와 잇몸에 염증이 있어 통증을 호소하는 콜러의 친구를 만났다. 그래서 프로이트는 아무 설명도 없이 코카인 용액을 몇 방울 그의 잇몸에 뿌려 주었다. 그런데 다음 날 콜러 박사가 어제 그 약이 무엇이었는지 물었다. 그러자 프로이트는 콜러에게 자신의 연구를 설명하고 연구 대상이 되어 달라는 부탁을 했다. 이 제안을 받아들인 콜러는 그 후 몇 주 동안 코카인을 복용하면서 체력이 증강되는 정도를 프로이트와 같이 측정했다. 그 결과 코카인이 체온을 상승시키고 호흡을 깊게 만들며 혈압을 올린다는 사실을 알아냈다. 프로이트는 약 2개월 만에 논문을 완성했는데, 코카인의 항우울 작용이나 강장 효과를 강조하는 내용이 주를 이루었다. 진통 작용에 대해서는 앞으로 더 연구가 필요하다는 식으로 간단히 언급하는 데 그쳤다.[2)]

콜러는 프로이트와는 전혀 다른 성격의 인물이었다. 두 사람 모두 언젠가 큰 업적을 이루어 교수가 되어야겠다는 야심을 품었던 것은 같았지만, 프로이트가 상상력이나 감수성이 풍부했던 반면 콜러는 착실하고 꼼꼼한 성격이었다. 또 수술을 하는 외과 의사의 입장에서는 정신이나 신경계보다 당장 눈앞의 현실이 중요했다. 그래서 콜러는 코카인을 눈 수술을 할 때 마취제로 써 볼 생각을 하게 되었다.

당시에 안과 수술이라고 하면 백내장 수술 정도였는데 이 수술은 전신 마취를 하기도 좀 그렇고, 그렇다고 마취를 하지 않았다가 혹시 메스가 약간이라도 빗나가면 불행한 결과가 발생하는 그런 위험한 수술이었다. 수술의 긴장 속에서 하루하루를 보내던 콜러는 국소적으로 통증을 억제하는 마취의 필요성을 통감하고 있었다. 그래서 콜러는 일단 입수 가능한 문헌을 전부 읽고는 동물 실험을 시작했다.

그는 처음에는 개구리로 실험을 했다. 한쪽 눈에 코카인 용액을 떨어트리고 다른 쪽 눈과 감각의 차이를 비교해 보는 것이었다. 용액을 점안하고 2분 지나자 개구리는 눈을 침으로 찔러도 통증을 느끼지 못하는 것 같았다. 그래서 다음에는 토끼로, 그다음에는 개를 가지고 실험을 했다. 그는 최후에 자기 눈의 각막을 바늘로 찔러 보고, 뜨겁거나 차가운 것을 대 보고 전기 자극을 가하는 등 여러 방법으로 실험을 해 보고 확신을 얻었다.

콜러는 병원에서 환자 한 사람을 붙들고 자신의 경험을 설명한 후 코카인을 한 번만 시험해 보자고 부탁했다. 이렇게 이루어진 타인 대상의 시험에서 환자 역시 코카인 투여 후에는 다양한 자극에 통증을 느끼지 못했다. 시험 후 지금까지 통증이 무서워서 수술을 미뤄왔던 이 환자가 백내장 수술을 청하자 콜러는 비밀리에 이 환자를 수술했다.

당시에 안과 의사는 수술할 때에 환자가 눈을 돌리거나 움직이지 못하도록 항상 주의를 기울여야 했다. 혹시 환자가 수술 중에 머리를 쳐들거나 벌떡 일어나기라도 하면 큰일이었기 때문이다. 그런데 코카인 마취를 한 후 수술해 보니 그럴 염려 없이 수술에만 집중할 수 가 있었다. 아무튼 이 수술은 1884년 9월 11일에 이루어졌으니 프로이트가 연구를 시작한 지 5개월이 된 시점이었다.

때마침 9월 15일에 하이델베르크에서 안과 학회가 열릴 예정이었지만, 시일이 너무 촉박한 것은 둘째치고 콜러는 금전적으로도 여유가 없어서 학회에 참석할 비용도 모자랐다. 그래서 그는 학회에 참석하는 길에 빈 종합 병원에 들린 동료 안과 의사에게 자신의 발견을 보여 준 후 대신 학회에서 발표하고 가능하면 수술 시범도 보여 달라고 부탁했다. 이렇게 타인이 대신 발표를 하긴 했지만, 하이델베르크에서의 공개 수술은 대성공이었다. 빈에 남아 불안한 마음으로 결과를 기다리던 콜러는 이 소식을 듣고 무척 기뻐했다고 한다.

빈과 하이델베르크에서 이런 엄청난 일이 벌어지는 동안 프로이트는 함부르크에 가 있었다. 몇 년 전부터 사귀던 마르타 베르나이스(Martha Bernays, 1861~1951년)라는 여성과, 딸의 교제를 극구 반대하는 그녀의 모친을 만나서 교제를 허락받기 위해서였다. 일은 잘 해결이 되어서 프로이트는 2년 후에 이 여성과 결혼했다. 프로이트는 외과 의사가 아니어서 코카인 국소 마취의 의미를 잘 몰랐다. 그래서 콜러가 거둔 엄청난 성공을 보면서도 별로 마음에 두지 않았다. 그 결과 결국 국소 마취의 발견은 프로이트가 아닌 콜러의 업적이 되고 말았다.

66장

아름다운 변화를 당신에게

미용 성형 외과의 시작

미용 외과와 성형 외과는 원래 다른 뜻으로 쓰이던 말이다. 더 예뻐지려는 노력에 가까운 것이 미용 외과라면, 장애가 생긴 기능이나 용모를 회복시키려는 쪽이 성형 외과라고 할 수 있다. 예를 들어 예뻐지기 위한 쌍꺼풀 수술은 미용에 속하지만, 눈꺼풀처짐증(안검하수)을 앓는 환자에게 쌍꺼풀 수술을 한다면 이는 성형인 것이다.

20세기 초 미국에는 주름살을 없애거나 코의 모양을 고치는 수술을 주로 하는 미용 의사들의 수가 늘어나고 있었다. 코 수술은 특히 수요가 많았는데 그 이유는 매독의 후유증으로 생기는 낮은 코 때문이었다. 페니실린이 널리 사용되기 시작한 1943년 이전까지 매독은 일종의 불치병으로 여겨졌으며 매독 환자의 코가 납작하다는 것은 세간의 상식이었다. 그러므로 코가 낮은 매독 환자들은 취직은 물론 일상 생활에서도 따돌림을 당해 사회적, 경제적으로 어려움을 겪고 있었다.

궁리 끝에 미용 의사들은 파라핀을 코에 주사하는 수술을 개발했다. 이 방법은 매우 간단했기 때문에 아무나 시술할 수 있었고 순식간에 전국적으로 퍼져 나갔다. 그러나 파라핀은 열을 받으면 녹아서 코 모양이 변할 뿐만 아니라 만성 염증과 심한 흉터 등 많은 부작용을 일으켰다. 결국 이 파라핀 주사 소동은 미국 사회에 미용 의사는 돌팔이라는 좋지 않은 인상을 남겼고 겨우 걸음마를 시작하려던 미용 외과는 큰 타격을 입었다.

미국의 성형 외과가 미용뿐만이 아닌 턱과 얼굴의 재건을 전문으로 하는 외과로 거듭나게 되는 계기를 마련한 것은 제1차 세계대전이었다. 철모를 쓴 채 참호에서 얼굴만 내놓고 싸우는 새로운 전쟁 방식은 얼굴과 턱에 부상을 입는 병사를 양산했다. 이는 주로 구강 외과의 영역이었지만, 전쟁이 시작될 무렵 영국의 치과 군의관은 15명에 불과했다. 부족한 의료진을 지원해 달라는 영국 대사의 요청을 받은 하버드 대학교의 애벗 로런스 로웰(Abbott Lawrence Lowell, 1856~1943년) 총장은 하버드, 컬럼비아, 존스 홉킨스 대학교 출신으로 의료진을 만들어 유럽 전선에 파견했다. 의사 35명, 치과 의사 3명, 간호사 75명으로 구성된 '하버드 부대'는 프랑스 전선에서 병사들의 없어진 턱과 망가진 얼굴을 성공적으로 재건하는 데 크게 기여했으며 전쟁이 끝나 제자리에 돌아온 의사들은 그간의 경험을 살려 턱과 얼굴의 수술 방법을 더욱 발전시켜 나갔다.

1921년 8월 8일, 시카고에서 3명의 의사가 앞으로 '성형 외과(plastic surgery)'로 불릴 새 전문 과목의 학회를 결성하기 위해 최초의 모임을 가졌다. 한편 9월 5일에는 뉴저지 주 애틀랜틱시티에서 8명의 미인이 참가한 최초의 미스 아메리카 선발 대회가 열렸다. 언뜻 보기에 전혀 관련이 없는 이 두 행사는 대중의 미의식이 변화하는 과정에서 의학이 나아갈 방향을 가리키는 역사적 이정표였다. 인위적으로 아름다움을 가꾸려는 사람이 증가하던 시기에 아름다움이 사람을 판단하는 기준의 하나가 될 수 있음을 분명하게 보여 준 미인 대회는 더 나은 용모를 추구하는 것 역시 의료의 한 분야라는 대중의 공감대를 확산시켰던 것이다.

그리하여 외과, 이비인후과, 치과 출신의 의사들을 중심으로 얼굴과 턱의 장애를 복원시키기 위해 조직된 미국 성형 외과 학회는 점차 미용 외과의 개념을 포함하게 되었고, 1941년 그때까지 속해 있던 외과 학회에서 떨어져 나와 독자적인 전문 과목이 되었다.

67장

피부 조각과 맞바꾼 목숨

초기 성형 외과와 거부 반응

인류가 최초로 이식에 사용한 장기는 피부였다. 인도에서는 기원전 600년경에 이미 피부를 이식했다는 기록이 남아 있으며 서양에서는 이탈리아의 가스파레 타글리아코치(Gaspare Tagliacozzi, 1545~1599년)가 16세기에 처음 피부 이식을 시행했다. 그는 성형 외과의 원조격인 사람인데, 결투로 떨어진 귀나 코를 도로 붙이거나 얼굴 피부를 이용해 새로 만들어 주는 것으로 유명했으며 타인의 조직은 이식되지 않는다는 사실을 경험적으로 보여 준 의사였다. 그러나 의학 기술이 엄청난 진보를 보이기 시작한 20세기 초, 특히 1910년과 1920년 사이의 미국 의사들은 이식에 따르는 거부 반응이라는 개념을 가지고 있지 않았다. 무식하면 용감하다는 말이 있지만 이 시기 마구 시행된 피부 이식은 수많은 실패를 낳았다.

1912년 9월 초, 미국 인디애나 주의 게리라는 작은 마을에서 에셀 스미스(Ethel Smith)라는 어린 소녀가 오토바이 사고로 중화상을 입었다. 소녀의 상태가 날로 악화되어 가던 어느 날 지역 신문은 이 소녀를 위해 피부를 기증해 줄 사람이 필요하다는 동정적인 기사를 실었다. 여기저기에서 여러 지원자가 기꺼이 피부를 기증하겠다고 나섰는데, 그중에는 소아마비로 한쪽 다리를 쓰지 못하는 신문팔이 소년 윌리 루(Willie Rugh)가 있었다. 소년은 어차피 쓸모가 없어진 마비된 다리의 피부를 기증하겠다고 말했고, 소녀의 주치의는 피부를 얻기 위해서는 다리를 절단해야만 한다고 제안했다. 항생제가 없던 시대의 절단 수술은 상처가 감염될 경우 목숨을 잃는 위험을 감수해야 했으나, 소년이 이를 쾌히 승낙해 9월 30일 소년의 다리는 절단되었다. 피부는 같은 날 소녀의 화상 부위에 이식되었다.

이 사건은 《뉴욕 타임스》에 기사로 실렸고, 가난하고 어려운 루 소년의 아름다운 자기 희생은 미국 국민들에게 큰 감동을 주었다. 그러나 3주 후 인디애나 병원은 피부를 기증했던 루 소년이 수술 합병증으로 위독한 상태에 빠졌다고 발표했고 소년은 곧 사망하고 말았다. 이 소식은 다시 한번 많은 사람의 심금을 울려 전국적으로 소년의 죽음을 애도하는 움직임이 일었다. 소년의 장례는 시민장으로 결정되었으며, 특별 열차가 편성되어 장례식에 참석하는 사람들을 실어 날랐고, 전국 각지에서 이 신문팔이 소년의 기념비를 세우는 데 써 달라는 기부금이 쇄도했다.

소녀가 며칠 후 새로운 피부를 다시 이식받았다는 것으로 보아 루 소년의 목숨과 바꾼 피부 이식 수술은 환자에게 별 도움을 주지 못했던 것 같다. 어쨌든 장례가 끝나자 이 사건에 대한 미디어와 대중의 관심은 점차 수그러들었고 그 후의 경과는 알려진 바 없다.

이식된 남의 조직이나 장기를 인체가 거부하는 현상을 일컫는 거절 반응(reflection)이 면역이라는 것은, 1900년 카를 란트슈타이너(Karl Landsteiner, 1868~1943년)의 혈액형 발견, 1953년 피터 메더워(Peter Medawar, 1915~1987년)의 조직 적합 항원 발견 같은 의학사적 성취를 통해 단계적으로 규명되었다.

68장

미숙아를 구경하세요

19세기의 인큐베이터 의료 사업

1890년경 프랑스 니스의 의사이자 발명가의 아들이었던 알렉상드르 리옹(Alexandre Lion)은 초기의 폐쇄식 인큐베이터보다 기능이 향상된, 온도계와 대류식 강제 환기 장치가 달린 금속제 제품을 개발했다. 그러나 비싼 가격 때문에 소수의 자선 단체나 공립 병원 외에는 그의 신제품을 구입하는 곳이 없자 판로 개척에 힘썼다. 사업가적 소질이 다분했던 그는 인큐베이터에서 무사히 성장한 미숙아들의 단체 사진을 찍어 신문에 싣기도 했고, 프랑스 전역을 돌며 50상팀만 내면 신형 인큐베이터에 든 미숙아들을 구경할 수 있는 '인큐베이터 자선 모금'을 개최하기도 했다.

1896년 베를린 만국 박람회라는 절호의 홍보 기회를 맞은 리옹은 파리 모성 병원(Paris Maternite Hospital)의 피에르 부댕(Pierre Budin,

1846~1907년) 교수와 상의해 인큐베이터에 든 미숙아를 박람회장에 전시하려는 계획을 세웠다. 부댕은 제자 마르탱 쿠네(Martin Couney, 1870~1950년)를 베를린에 파견했는데, 브레슬라우, 베를린, 라이프치히 등지에서 의학을 공부해 독일어에 능통했던 쿠네는 리옹과 함께 6개의 인큐베이터에 든 6명의 미숙아와 유모들로 "아기 부화기(child hatchery)"라는 이름의 전시관을 설치했다.

인간의 미숙아를 직접 볼 수 있다는 이 기획은 박람회 개막 전에 이미 코메디 프로그램이나 노래 가사에 등장할 정도로 화제가 되었고, 첫날부터 수많은 시민이 1마르크의 입장료를 내고 몰려들어 대성황을 이루었다. 전시는 의학적인 면에서도 성공적이었는데 미숙아가 모두 생존함으로서 아기들이 결국은 전시 중에 사망할 것이라던 의학계 일반의 비아냥거림이 옳지 않았음을 생생하게 보여 주었다.

박람회가 끝날 때쯤 '인큐베이터 닥터'라는 별명을 얻으며 유명세를 탄 쿠네는 이듬해에는 미숙아 3명을 파리에서 데려가 (영국 의사들이 미숙아를 빌려 주지 않았다.) 런던에서 독자적으로 전시회를 연 후 곧 미국으로 이민해 인큐베이터 쇼를 전문으로 하는 사업가로 변신했다. 1898년부터 미국 전역을 돌며 흥행 돌풍을 일으킨 그의 '인큐베이터 베이비 쇼'는 1939년 뉴욕 만국 박람회에까지 이어졌고 그의 사업본부가 있었던 뉴욕 코니아일랜드에서는 1903년부터 1943년까지 40년 동안이나 미숙아들이 전시되었다. 그는 입장료 25센트를 받아 유모의 임금을 포함한 보육 비용을 충당했으며, 남자아이에게는 푸른 리본을, 여자아이에게는 핑크 리본을 묶어 유리로 된 인큐베이터에 전시

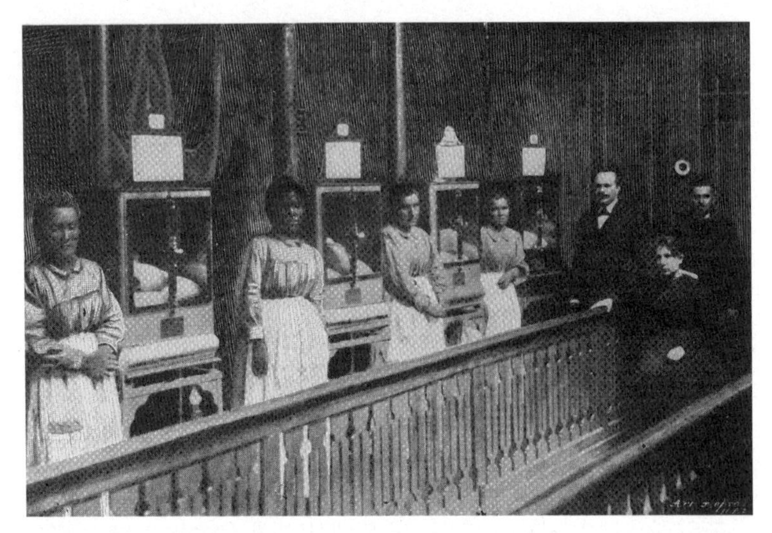

1896년 쿠네의 '아기 부화기' 전시관 사진.

했는데, 어떤 아기가 얼마나 크는지 보고 싶어서 매일 전시관을 방문하는 여성도 있었다고 한다.

그러나 그의 사업에 문제가 전혀 없었던 것은 아니었다. 대중들은 인큐베이터에 든 조그만 아이들을 보며 신기해 했지만, 20세기 초 미국 의료계는 인큐베이터 보육을 인정하지 않고 있었다. 또 아기들을 대중에게 전시하는 것이 비윤리적이며 쿠네의 쇼가 돈벌이가 목적일 뿐이라고 비난하는 사람도 적지 않았다.

쿠네는 평생 자신이 미숙아의 건강을 지키고 인큐베이터의 의학적 가치를 알리기 위해 노력했다고 주장했는데 1943년 은퇴할 때까지 그의 전시장에 맡겨졌던 미숙아는 세계 어느 병원보다도 많은 8,000여 명에 달했고 그중 약 6,500명이 생존한 놀라운 성적을 남겼다. 이 수치는 그의 '인큐베이터 베이비 쇼'가 아직 병원에 인큐베이터가 없던 전환기의 미숙아 보육에 결정적 역할을 한 특이한 형태의 의료 사업이었음을 잘 보여 주고 있다.

69장

잘못 준 노벨상

반복 자극에 의한 발암설

덴마크 출신의 요하네스 피비게르(Johannes Fibiger, 1867~1928년)는 베를린에서 로베르트 코흐, 에밀 폰 베링(Emil von Behring, 1854~1917년) 등에게서 배운 학자였다. 1900년 코펜하겐 대학교의 병리 해부학 교수로 임명된 그는 1907년 결핵에 감염된 쥐를 해부하다 그중 몇 마리에 위암이 있는 것을 발견했다. 집중적인 연구 끝에 그는 위가 기생충에 감염되면, 즉 기생충에 감염된 바퀴벌레를 쥐가 먹으면 악성 종양이 생긴다고 판단했고, 1913년 실험 결과를 발표했다. 이는 신체 조직에 대한 자극으로 암이 생긴다는 당시의 통설을 지지하는 연구였다. 그는 최초로 실험 동물에서 암 발생을 유도했다는 업적으로 1926년 노벨 생리·의학상을 받았다.

1775년, 영국의 퍼시벌 포트(Percival Pott, 1714~1788년)가 발표

한 굴뚝 청소부에 음낭암이 많다는 논문에 감명을 받아 화학 물질에 의한 발암 연구에 관심을 가졌던 도쿄 대학교의 야마기와 가쓰사부로(山極勝三郎, 1863~1930년) 역시 피비게르처럼 루돌프 피르호(Rudolf Virchow, 1821~1902년)와 코흐 같은 독일 석학에게 배우고자 베를린에 유학한 병리학자였다. 야마기와는 반복 자극이 발암 과정에서 중요할 것이라는 가정을 세우고 연구에 매진했으나 별다른 성과를 거두지 못한 채 폐결핵에 걸려 귀국하고 말았다. 굴뚝 청소부가 음낭암에 걸리기까지는 최저 10년 정도의 세월이 걸렸으므로 이 실험에는 끈기와 체력이 있어야 했던 것이다.

1913년 피비게르의 발표가 있은 직후 야마기와는 조수였던 이치가와 고이치(市川厚一, 1888~1948년)와 함께 다시 실험을 시작했다. 그들은 실험 동물로 토끼를 택했다. 장기간에 걸친 실험에 쓰려면 오랫동안 관찰할 수 있는, 수명이 긴 실험 동물이 필요했기 때문이었다. 토끼의 귀에 바를 화학 물질로는 굴뚝 청소부와 관련이 있을 법한 콜타르를 골랐다. 토끼 귀에 매일 콜타르를 칠하는 이 단순하고 끈질긴 실험은 1년 후에 결실을 맺었다. 103일째와 179일째 콜타르를 바른 토끼의 귀에서 암이 발생하는 것을 확인한 그들은 1915년 도쿄 의학회에서 '화학 물질의 반복 자극에 의한 발암설'을 세계 최초로 주장할 수 있었다. 이후 세계 각국의 연구자들이 발암 과정과 관련된 연구를 위해 야마기와의 방법을 채택했는데 피비게르도 예외가 아니었다.

1926년 노벨상 위원회에서는 피비게르의 선정을 반대하는 소수 의견이 있었다. 그가 발표한 실험으로 다른 연구자는 한 번도 성공한 적이 없다는 사실을 우려한 어떤 심사 위원은 피비게르 대신 야마기와를 추천하기도 했다. 그러나 대세는 코흐나 베링 같은 의학계 대가들의 친구였던 피비게르 쪽으로 기울었고, 일본 최초의 노벨상이 될 뻔했던 야마기와의 업적은 애석하게도 보답을 받지 못했다.

후일 피비게르의 실험 동물에서 생긴 암의 정확한 원인은 비타민 A 결핍증으로, 그가 지적한 기생충은 발암 과정에 간접적으로 관여하는 여러 원인 중의 하나인 것으로 밝혀졌다. 어쨌거나 엉뚱한 인물에게 상을 주고 만 노벨상 위원회의 체면은 땅에 떨어지고 말았다. 피비게르의 수상은 지금도 식자들 사이에서 '상은 주었으나 그럴 가치가 없었던 노벨상'이라는 비아냥을 받고 있는, 노벨상 역사에 오점을 남긴 웃지 못할 사건이었다.

70장

처칠 수상을 구한 약은?

페니실린 괴담

언젠가 "윈스턴 처칠의 선조가 플레밍이란 사람을 구해 준 일이 있는데, 후일 그 자손이 페니실린을 발견했고 이 약 덕분에 처칠 수상의 폐렴이 나았다는 이야기가 있는데 사실입니까?"라는 질문을 받고 당황했던 기억이 있다.

그 뒤 필자가 조사한 바에 따르면 윈스턴 처칠이 앓은 병은 헤아릴 수 없을 정도로 다양하다. 그는 임신 7개월 만에 미숙아로 태어난 것을 시작으로 11세에는 매우 심한 폐렴을 앓았다. 두 차례에 걸쳐 탈장 수술을 받았으며 쿠바, 인도, 남아프리카에 종군했을 때는 열병을 앓았다. 1922년에는 막창자꼬리염으로 수술을 받기도 했다. 이때는 하원 의원 선거에 휠체어를 타고 유세를 했으나 1900년 처음 당선된 이래 처음으로 패배를 맛보았다고 한다. 1941년 12월 24일 미국을 방문 중이던 처칠은 워싱턴 D. C.에서 심장 발작을 일으켰다. 루스벨트, 스탈린과 회담 직후의 일이었다. 주치의는 전문의를 불러 정밀 검사를 받아야 한다고 충고했지만, 처칠은 이를 비밀에 부치고 여독이 쌓여서라는 핑계로 2일간 휴양하는 데 그쳤다. 다행히도 3일째에는 회의에 출석할 수 있었고 만찬에서는 위스키를 마시며 시가를 피우는 영국 수상의 모습을 보여 줄 수 있었다. 이때 처칠의 가슴조임증(협심증)을 눈치챈 사람은 아무도 없었다고 한다.

1943년 1월 30일, 백악관에서 회의를 끝내고 귀국한 처칠은 폐렴을 앓게 된다. 체온은 섭씨 40도를 웃돌고 맥박은 빨라졌으며 기침이 매우 심해졌다. 주치의 찰스 윌슨(Charles Wilson, 1882~1977년)박사가 처방한 약은 설파제였다. 같은 해 11월 또다시 폐렴에 걸린 처칠은 다시 한번 설파제로 위기를 극복하고 정력적인 활동을 재개했다. 독일인들이 최초로 개발한 약이 적국인 영국 수상의 목숨을 구하는, 역설적인 일이 벌어졌던 것이다. 1951년과 1959년 사이에 5번의 뇌졸중 발작을 겪으며 투병 생활을 계속하던 이 위대한 인물은 결국 1965년 1월 24일 90세를 일기로 영면했다.

한편, 1928년에 런던 세인트 메리 병원에서는 플레밍의 배양균 중 하나가 푸른곰팡이로 오염되는 유명한 사건이 일어났다. 플레밍은 이 배양균을 버리는 대신, 배양액을 모으고 그 성분 물질을 정제해 '페니실린'이라고 명명했다. 그러나 배양액을 정제하는 과정이 너무 어려워서(이 물질은 상당히 불안정했다.) 연구를 중단하고 말았다. 10년이 지난 1938년 항생 물질에 대한 연구를 수행하던 옥스퍼드 의과 대학의

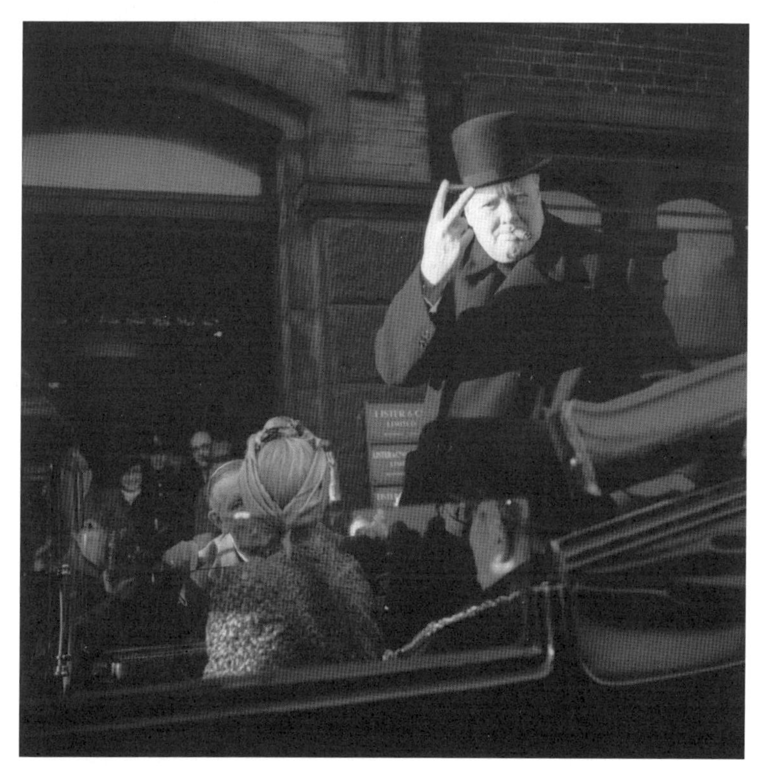

입에 시가를 문 채, 유명한 승리의 'V' 포즈를 취하고 있는 1942년의 윈스턴 처칠.

언스트 체인과 하워드 플로리는 비교적 안정적인 소량의 페니실린 여과액을 확보할 수 있었고, 이것이 황색 포도상 구균 감염증에 유효함을 증명했다. 그러나 환자 1명을 하루 치료할 분량의 약을 만들기 위해서는 약 100리터에 이르는 곰팡이 배양액이 필요한 것이 문제였다. (처음에는 환자의 소변 속에 배설된 페니실린을 다시 정제해 주사하기도 했다.) 그 후 수년에 걸친 노력 끝에 더 많은 양의 페니실린을 분비하는 균주들이 발견되어 이 문제도 해결을 보게 되었다. 1941년에 미국의 제약 회사가 페니실린의 상용화에 성공했고 1946년에는 합성 페니실린이 개발되어 단가를 더욱 낮추는 데 기여했다.

이상의 사실을 종합해 볼 때, 처칠이 현직 수상이던 1943년 시점까지 폐렴 치료에는 페니실린을 쓰지 않은 것으로 판단된다. 필자가 들었던, 대를 이은 '보은의 미담'은 아무래도 그 이후의 일이거나 아니면 누군가의 오해 또는 창작에서 비롯한 것 같다.

71장

대통령이 암에 걸렸을 때

VIP의 치료

냉전 말기에 서방 정보 당국이 (구)소련 공산당 서기장이던 레오니트 브레즈네프(Leonid Brezhnev, 1906~1982년)나 유리 안드로포프(Yurii Andropov, 1914~1984년)의 건강 상태를 알기 위해 갖은 노력을 기울였던 것은 유명한 이야기이다. 고금을 막론하고 최고 권력자의 건강은 모든 사람들의 관심사가 되는 법이다. 국민들은 자신들의 지도자가 건강한지 알 권리가 있다. 그러나 이는 어디까지나 이론상 그렇다. 권력자의 질병은 각종 예기치 못한 부작용을 가져올 소지가 있기 때문에 사실을 숨기려고 하는 사례가 비일비재한 것이다. 19세기 미국의 예를 살펴보자.

1893년 그로버 클리블랜드(Grover Cleveland, 1837~1908년)는 미국 현직 대통령으로서는 역사상 처음으로 암에 걸렸다. 왼쪽 턱 위에 생긴 이 암은 수술로 잘라 낼 수 있을 정도였고 아직 다른 부위로 퍼지지는 않은 상태였다. 그러나 대통령은 자신이 암에 걸렸다는 소문이 퍼지면 심리적 충격으로 불황이 더욱 심해지고 국가 재정에 대한 국민의 신뢰도 잃어 걷잡을 수 없는 경제 위기가 닥칠 것을 우려했다.

7월 5일, 밤을 틈타 뉴욕 시에서 요트를 탄 대통령은 롱아일랜드로 항해하는 배 위에서 몰래 수술을 받았다. 치아 2개를 포함한 왼쪽 턱의 윗부분을 대부분 제거하는 이 수술에는 약 1시간 30분이 걸렸다. 대통령은 무사히 회복했고 입 속으로 절개를 했던 까닭에 겉으로는 아무런 상처도 남지 않았다. 5일 후에 대통령은 혼자서 요트 위를 걸어 다니는 모습을 보도진에게 보여 주었고 대변인은 대통령이 좀 수척해 보이는 것은 다리의 관절염이 조금 악화된 탓이라고 발표했다. 12일 후 요트를 즐기는 것으로 알려진 대통령은 역시 배 위에서 아직 남아 있던 의심스러운 부분을 마저 도려내는 수술을 받았다. 수술 후 압축 고무로 만든 인공 턱을 장착한 대통령은 8월 7일 의회에서 연설을 했지만, 발음이 이상하다고 눈치 챈 사람은 아무도 없었다.

의료진의 수술도 성공적이었지만 백악관 보좌진의 비밀 유지 작전도 성공적이었다. 실제로 7월 초에 몇몇 사람 사이에 대통령이 암에 걸려 수술을 받았다는 이야기가 나돌았고 8월 말에는 《필라델피아 프레스(*Philadelphia Press*)》의 기자가 이 사실을 기사화했다. 그러나 대통령 주치의와 백악관은 이 기사를 일관되게 부인했고, 백악관 대변인은 "대통령은 치아가 나빠져서 매우 가벼운 수술을 받았을 뿐"이라며 사실을 밝힌 신문사를 "악질적 언론"이라고 비난했다. 이윽고 대통령의 암에 관한 소문은 세인의 관심에서 멀어져 갔다. 무사히 임기를 마친 클리블랜드는 1917년 심장병으로 사망했으며, 진실은 암 수술로부터 24년이 지난 1926년 이 수술에 참여했던 의사들의 고백으로 밝혀지게 되었다.

72장

바이러스 도둑

에이즈와 연구 부정 행위

1980년대에 알려진 에이즈는 그 등장이 워낙 극적이었기 때문에 당시 과학계에선 누구든 이 바이러스를 처음으로 발견하면 틀림없이 노벨상을 받으리라는 것이 중론이었다. 그런 만큼 최초로 바이러스를 발견하려는 연구자 간의 경쟁도 치열했는데, 가장 먼저 단서를 잡은 곳은 프랑스의 파스퇴르 연구소였다.

1983년 1월, 파리 비샤 병원의 윌리 로젠바움(Willy Rozenbaum, 1945년~)은 만성적으로 기침을 하는 한 게이 패션 디자이너의 림프절 조직과 혈액 샘플을 파스퇴르 연구소의 바이러스 전문가 뤼크 몽타니에(Luc Montagnier, 1932년~)에게 보냈다. 몽타니에 연구진은 이 조직에서 림프구를 죽이는 새로운 바이러스를 발견했고 이를 림프절 질환 관련 바이러스(Lymphadenopathy Associated Virus, LAV)라고 불렀다. 그는 당시 세계적인 바이러스의 대가였던 미국 국립 암 연구소(National Cancer Institute, NCI)의 로버트 갈로(Robert Gallo, 1937년~)에게 샘플을 보내 새로운 바이러스임을 확인한 후 1983년 5월 《사이언스(*Science*)》에 논문을 발표했다. (그해 미국에서 열린 학회에서 갈로는 이 바이러스가 에이즈와 관련이 있는 것 같다는 프랑스 팀의 실험 결과를 신랄하게 비판하는 한편 공동 연구를 하자면서 바이러스 샘플을 더 얻었다.)

그로부터 1년이 지난 1984년 5월, 《사이언스》에 에이즈의 원인이 되는 바이러스를 발견했다는 갈로의 논문이 실렸다. 갈로는 이 바이러스에 '인간 T세포 림프암 바이러스 3(Human T-cell Lymphoma Virus 3, HTLV-3)'이라는 이름을 붙였고 전 세계는 열광했다. 갈로는 1986년에 최종적으로 인간 면역 결핍 바이러스(Human immunodeficiency virus, HIV)로 명명되는 이 바이러스를 이용해 에이즈 진단법까지 확립하는 데 성공함으로써 부와 명예를 한꺼번에 거머쥐게 되었다.

논문 발표로부터 5년이라는 세월이 흐른 뒤인 1989년 11월, 《시카고 트리뷴(*Chicago Tribune*)》의 존 크루드손(John Crewdson, 1945년~) 기자는 갈로가 몽타니에의 바이러스를 훔쳐 자신이 발견한 것처럼 속였다는 폭로 기사를 게재했다. 갈로가 몽타니에의 최초 논문을 수정해 준다며 몽타니에의 바이러스가 자신이 이미 발견한 HTLV의 일종인 것 같다는, 자신에게 유리하면서 원고에는 없던 내용을 (자신이 나중에 에이즈 원인 바이러스의 첫 발견자라고 주장하기 위해) 추가했다는 사실도 밝혀냈다. 전자 메일이 없던 시대에 갈로가 전화로 불러 주는 수정 원고에 영어가 능숙치 않았던 프랑스 팀이 동의한 결과였다. 크루드슨은 또 1985년 초에 밝혀진 갈로와 몽타니에의 두 바이러스 유전자 구조가 똑같다는 연구 결과 역시 갈로가 바이러스를 훔쳤다는 방증이라고 주장했다.

남의 논문을 자신에게 유리하게 날조했을 뿐 아니라 남에게서 얻은 바이러스를 마치 자신이 최초로 발견한 것처럼 발표한 갈로의 행태는 명백한 연구 부정 행위였다. 이 폭로로 갈로는 타인의 연구 결과를 도용한 부도덕한 인물로 몰리게 되었고, 1993년 NIH의 연구 진실성 담당 부서가 그가 "고의로 바이러스를 훔친 것은 아니었다."라는 결론을 내렸지만 이미 땅에 떨어진 갈로의 평판은 회복되지 않았다.

2008년 몽타니에와 그의 동료였던 프랑수아 바레시누시(Françoise Barré-Sinoussi, 1947년~)가 노벨 생리·의학상을 받음으로써 누가 에이즈 바이러스를 처음 발견했는지에 대한 논쟁은 일단락되었다. 몽타니에는 갈로가 자기와 같이 노벨상을 못 받은 것을 매우 안타까워했다고 한다.

후주

1장 왕의 병, 병의 왕

1. 통풍이 직접적인 사망 원인이 되는 경우는 드물지만, 일반적으로 고혈압이나 동맥 경화와 관련이 있으며 남성 통풍 환자는 가슴조임증이 생길 위험이 정상인의 2배이고 통풍 환자 사망 원인의 66퍼센트가 심장과 혈관계 문제라고 한다. 미국의 경우에는 통풍 환자가 지난 20년 동안 꾸준히 증가했는데 비만과 과도한 당 섭취가 원인이다. 선진국에서는 통풍 그 자체가 크게 문제가 되지는 않지만, 식생활이 급격하게 변하는 일부 지역은 환자가 증가하면서 상당한 사회 문제가 되고 있다.

6장 프랭클린과 통풍의 대화

1. 벤저민 프랭클린이 20세 즈음에 훌륭한 인간이 되기 위해 스스로 지켜야 할 덕목으로 꼽았다는 13가지 덕목은 영어로 다음과 같다. Temperance, Silence, Order, Resolution, Frugality, Industry, Sincerity, Justice, Moderation, Cleanliness, Tranquility, Chastity and Humility.

7장 자살인가? 전염병인가?

1. 차이코프스키를 임종 전에 치료한 의사는 모두 3명이었다고 하는데 그 중 2명이 베르텐손 형제였다. 두 사람 모두 차이코프스키가 사망할 당시 동생인 모데스테(Modeste Tchaikovsky, 1850~1916년)에게 편지로 상황을 전하고 있다. 죽기 전에 증언했다는 베르텐손이 형 레프(Lev Bertenson, 1850~1929년)인지 동생 바실리(Vasily Bertenson, 1853~1933년)인지는 명확하지 않다.

2. 악보에서 매우 여리게 연주하라는 말. 기호는 'pp'.

12장 크리스마스의 인체 실험

1. 이탈리아식 크리스마스 케이크.

18장 다이아몬드보다 비쌌던 돌

1. 지난 몇 세기 동안 현대 의학이 밝혀낸 가장 확실한 진리는 병의 원인이나 치료법이 제각기 엄청나게 복잡하다는 사실이다. 그래서 질병의 종류와 환자의 상태에 따라 치료법이 달라야 하는 것이다. 만약에 모든 병에 다 잘 듣는다는 만병통치약의 존재를 주장하는 사람이 있다면 그 사람은 사기꾼이라고 말할 수밖에 없겠다.

23장 노벨상 수상자의 이상한 믿음

1. 여기에 대해 폴링과 캐머런은 비타민 C가 암을 치료하는 것이 아니라 억제한다는 주장을 폈다. 즉 말기 암 환자를 낫게 하지는 못하지만 항암제나 방사선 치료 대신에 비타민 C로 치료하면 암이 더 이상 악화되지 않아 환자의 전신 상태를 양호하게 만들어 삶의 질을 유지하게 한다고 주장했다. 또 메이요 클리닉의 환자 선정 방법에도 문제가 있었다고 주장했다. 비타민 C를 복용하지 않는 군에 속한 환자들에서 요중 비타민 C 농도가 높게 나온 환자가 섞여 있었는데 이것은 환자들이 개인적으로 비타민 C를 복용했다는 증거라는 것이었다. 결국, 엄밀하게 이야기하자면, 실제로 이들의 주장이 과학적 실험을 통해 확인된 적도 반박된 적도 없다는 것이 객관적인 평가이다.

2. 에이바는 위암이었는데 화학 요법이나 방사선 치료를 거부하고 비타민 C 대량 투여만으로 5년이 넘게 생존했다. 미국 국립 암 연구소의 통계에 따르면 그녀가 5년간 살아남

을 확률은 13퍼센트였다.

24장 인류 최고의 발명품

1. 여성과 즐기는 일에만 열심이었다는 이 낙천적인 왕이 오직 한 가지 무서워했던 것은 프랑스 병, 즉 매독이었는데 주치의 '콘돈' 박사가 왕의 근심을 덜어 드리고 사생아가 자꾸 생기는 것을 방지하기 위해 어린 양의 막창자로 후일 '콘돔'이라고 불리게 되는 걸작품을 개발했고, 박사는 이 충성스런 업적으로 기사 작위를 받았다는 이야기가 있지만 대부분의 학자에게 근거 없음으로 부정되는 주장이다. 콘돔 백작이 실존하지 않았다는 것을 처음으로 밝혀낸 연구자이기도 한 노먼 하임스(Norman Himes, 1899~1949년)는 콘돔의 기원을 중세 도축장에서 일꾼들이 성병을 예방하기 위해, 혹은 우연히 동물의 장을 음경에 덮어쓴 것에서 비롯했다고 설명한다. 그는 친구인 가계 연구 학자까지 동원해서 콘돈 백작을 찾아보았으나 실재하지 않음이 밝혀졌다고 한다. 콘돔이라는 단어는 1706년 벨하벤(Lord Belhaven)의 시에 처음 나타나며 1717년 다니엘 터너(Daniel Turner, 1667~1741년)의 책에도 보인다. 프랑스의 지방 이름에서 유래했다는 설, 페르시아에서 동물의 장으로 만든 긴 저장 용기 '켄두' 혹은 '쿤두'에서 유래했다는 설, 라틴 어 '콘두스(그릇)'가 어원이라는 설 등이 있으나 아직 명확한 것은 없다.

2. 1796년에 만들어진 광고 전단에 의하면 필립스 부인은 35년의 경력을 자랑하고 있었다.

3. 카사노바는 만년에야 콘돔의 효용성을 인정했는데 피임보다는 성병 예방 목적으로 콘돔을 사용했다. 그는 여인들 앞에서 콘돔을 불며 장난을 치는 한편으로 콘돔에 구멍이나 있지는 않은지 살폈다고 한다.

27장 신약 안전 검사가 생겨나기까지

1. '효과가 있는 조제법'이라는 뜻의 아랍어 "알 익시르(al-iksr)"가 어원인 이 단어는 원래 중세 유럽의 연금술에서 불로불사를 이루게 해 주는 약액을 의미했다. 현대 화학에서는 본문과 같은 뜻으로 쓰이고 있다.

30장 전사이자 수도사이자 의사

1. 성 요한 병원 기사단의 창설 연대는 1024년이라고 한다. 이 시기 서양 의학은 글을 읽

고 쓸 줄 아는 소수의 지식인 집단인 수도원의 승려가 주도했기 때문에 수도원 의학 시대라고 부른다.

2. 기사단장을 필두로 외과 의사 2명, 간호사 1명, 영양사 1명이 하루에 2번 회진을 돌았다. 매일 차트에 입원 환자의 병상을 기록했고 사망하면 부검을 했다.

3. 병원 기사단은 입단자를 귀족으로 제한했기 때문에 평민으로 이루어진 성당 기사단보다 학식이 높고 교양이 있었다. 또 거의 모든 단원이 프랑스 인이었던 성당 기사단에 비해 이들은 인적 구성이 다양했다. 성당 기사단과 달리 이들은 프랑스 인 외에도 이탈리아, 영국, 독일, 포르투갈 인 등도 기사단장으로 선출했다.

4. 전설에 따르면 후일 오스만 투르크에서 가장 영향력 있는 지도자 중의 한 명이었던 쉴레이만 1세('쉴레이만 대제(Sulieman the Magnificent, 1494~1566년)')가 이 병원에서 치료를 받았다고도 한다.

5. 20세기 초엽 러시아 혁명 이후에 소멸되었다는 설도 있다.

32장 예지 능력을 가진 의사

1. 이들은 전날 참수된 죄수 4명의 머리에 여러 각도로 창을 찔러 가며 실험을 해 왕의 뇌 손상을 증명했으나, 왕을 구할 수는 없었다.

34장 "이 녀석이 집으로 돌아갔으면 좋겠군."

1. 이 수술은 아직 마취가 발명되기 전에 이루어졌다.

2. 자식이 없던 쿠퍼는 이 귀족 칭호를 조카에게 상속할 수 있도록 해달라고 왕께 청원했고 왕은 즉시 이를 허락했다.

3. 당시 합법적인 해부가 가능한 시체는 처형된 죄인의 유체뿐이었는데 이마저 1년에 몇 구에 불과했다. 그러므로 매일 해부 연습을 해야 하는 쿠퍼는 새로 생긴 무덤에서 시체를 훔쳐 내서 파는 시체 도둑의 좋은 고객이었다. 그가 하원의 위원회에서 "어떤 지위의 인물이더라도 제가 마음만 먹으면 시체를 제 손에 얻지 못 할 이는 없습니다."라고 증언해 의원들을 놀라게 했다는 유명한 일화가 있다.

4. 현재의 방부 처리된 창자실 봉합사는 1868년 조지프 리스터가 도입하지만, 쿠퍼는 1817년에 이미 봉합사를 사용하고 있었다.

36장 각기병을 막아 낸 '보리밥 남작'

1. 물에 녹는 비타민 중에서 비타민 C를 제외한 것이 비타민 B 그룹이다. 그중 하나인 비타민 B1, 즉 티아민이 결핍되면 각기병이 생기는데 하지의 권태감, 무릎이나 손목 관절의 무력감, 감각 상실, 근위축, 근육통, 식욕 부진, 부종이 나타나고 결국은 폐부종, 호흡곤란, 심장 기능 상실로 사망에 이르게 되는 병이다.

2. 당시 해군 병사들은 하루에 쌀 약 반 되(800그램)를 지급받았는데 반찬은 단무지밖에 없었다고 한다.

3. 다카기는 현재의 도쿄 자혜 의과 대학의 전신인 의학 강습소를 만들고 영국식 의학 교육을 시작한 인물이기도 했다. 그는 이 의학 강습소에 일본 최초의 나이팅게일식 간호사 교육 기관을 설립했는데 그가 잠시 유학했던 런던 성 토머스 병원에 나이팅게일이 만든 간호 학교가 있었기 때문이다. 그는 복장을 서양식으로 하자든가 차를 직접 몰고 다닌다든지 서양식으로 개화해야 한다고 주장하면서 일상에서 근대화를 몸소 실천한 인물이었다.

38장 콧물이나 만들어 내는 줄 알았더니

1. 브로카는 외과 의사 겸 인류학자였는데 머리뼈 연구의 개척자로 머리뼈를 측정하는 방법론인 도골 계측법과 이를 그림으로 나타내는 작도법을 고안했고, 1859년 세계 최초의 인류학회인 '파리 인류 학회'를 미신을 조장한다는 교회의 반대를 무릅쓰고 창립한 인물이었다.

2. 그런데 그의 논문 원고는 학회에 보내지지 않은 채 출신 대학인 몽펠리에 의과 대학의 학장이 보관하고 있었던 것으로 드러났다.

3. 그 후 존 헐링스 잭슨(John Hughlings Jackson, 1835~1911년)이 해부 결과 뇌전증의 발작이 중대뇌동맥 지배 영역에 있다는 것을 발견했고, 1864년 군의로 종군하고 있었던 독일의 해부학자 구스타브 프리츠(Gusta Fritsch, 1838~1927년)는 전투로 뇌에 손상을 입은 환자의 붕대를 갈아 주는 도중 상처를 입은 부위의 반대쪽 손과 발이 경련을 일으키는 것을 발견하고 운동 기능의 국재성을 확신했다. 그는 에두아르트 히치히(Eduard Hitzig, 1838~1907년)와 함께 동물에 대한 전기 자극 실험으로 운동 중추의 존재를 증명하고 1870년에 발표했는데 이로써 신경학계에 기능 국재설이 정착했다.

39장 현미경이 안겨 준 행복과 불행

1. 1946년 이후 하노버 주는 올덴부르크 주, 샤움부르크리페 주, 브라운슈바이크 주와 병합되어 니더작센 주가 된다.

42장 미국 의학 교육의 선구자

1. 요즘 돈으로 환산하면 대략 60억 달러(7조 원)의 거금이다.

2. 이 대학교들이 오늘날 이름만 들어도 알 만한 명문 의과 대학이 된 것은 20세기 초의 이런 의학 교육 개혁 운동 덕분이었다고 볼 수 있다.

43장 펠라그라 사냥

1. 미국에서 처음으로 이 병이 보고된 것은 1864년으로, 좀 더 큰 집단적 발병은 1906년 앨라배마의 정신 병원에서 150여 명의 환자가 발생한 것이 가장 오래된 기록이었다. 당시의 사망률은 63퍼센트에 달했고 살아남은 환자들의 정신 상태는 이전보다 더욱 악화되었다고 한다. 펠라그라가 세균 감염에 의한 전염병이라고 생각한 보건 당국은 그에 걸맞은 격리, 검역 등의 조치를 취했는데 어떤 과학자는 이 병이 곤충 매개 전염병이라고 주장해 혼란을 가중시키기도 했다.

2. 19세기 말부터 미국, 특히 남부 지역에서 펠라그라가 많이 발생했던 것은 사회 요인 때문이라는 견해가 우세하다. 당시 이 지역에서는 농업이 부진했고 낮은 임금에 비해 식료품 가격이 상대적으로 매우 높아 극빈 계층의 사람들은 옥수수를 먹을 수밖에 없었다. 다른 한편으로 이 시기 곡식을 정미하는 방식이 기계화되었던 것도 병의 확산에 영향을 미쳤다. 기계로 정밀하게 정미를 하기 시작하면서 곡식 겉껍질에 풍부하게 존재했던 비타민이 제거되어 버렸기 때문이었다.

51장 촌지가 불러온 나비 효과

1. 여담이지만 중세 수도원에서 방혈이 널리 쓰인 이유의 하나는 금욕 생활을 할 수밖에 없었던 승려들의 남아도는 정력을 조절하는 데는 피를 뽑는 것이 가장 효과적이었기 때문이라는 학설이 있다.

53장 수은에서 살바르산까지

1. 매독의 기원에 대해서는 여러 학설이 있지만, 현재로는 콜럼버스의 선원 중 일부가 유럽에 옮겼다는 설이 유력하다.

2. 합스부르크 왕가의 어용상인이었던 야코프 푸거(Jakob Fugger, 1459~1525년) 가문은 이 약재의 수입을 독점해 막대한 이윤을 챙겼다. 당시의 혁신적 의학자 파라켈수스가 이 약이 땀만 낼 뿐 치료 효과가 없다고 주장하다 이들의 눈 밖에 나서 대학에서 추방되었다는 학설도 있다.

3. 너무 급성이어서 사람이 죽으면, 즉 생물학적으로 숙주가 너무 빨리 죽어 버리면, 균이 번식할 시간이 짧아져 결국 세균 입장에서 보더라도 손해인 것이다.

56장 "프랑스 외과는 항문 샛길로부터 나왔다."

1. 수술 연습을 위해 총 75명의 환자가 공급되었고 펠릭스는 1주일에 서너 명을 수술 연습에 사용했다. 개중에는 살아남은 사람도 있었다고 한다.

60장 송아지의 피를 넣으면 순해진다

1. 현대 의학의 관점에서 보면 반복된 방혈 치료로 유발되었던 빈혈이 수혈한 양 피 속의 성분으로 개선된 결과였을 것이다.

2. 이는 혈액형이 맞지 않는 수혈의 대표적인 부작용으로, 검은 색의 소변은 적혈구가 대량으로 파괴되었을 때 나타나는 용혈 현상이다.

64장 "돌팔이들이나 하는 것이므로 나는 하지 않겠노라."

1. 서양에는 왠지 방광 결석이 많은데 결석은 대부분 요도로 배출되지만 간혹 크기가 너무 큰 돌이 생기면 문제가 심각해졌다. 돌이 요도를 막거나 하면 심한 통증을 유발하면서 최악의 경우에는 소변을 볼 수가 없게 되는데, 의사들은 이런 상태의 환자들을 물구나무를 서게 해서 요도를 막은 돌이 방광으로 되돌아가기를 기대했지만 그것이 여의치 않을 때면 수술로 돌을 꺼낼 수밖에 없었다. 어찌 보면 방광 결석 제거 수술은 어쩔 수 없는 필요에 의해 시행하는 응급 수술이었다.

2. 수술은 우선 심한 출혈이나 감염의 가능성이 있었다. 심할 경우에는 패혈증으로 사망

할 수도 있었고 회음부를 절개하는 방법이 잘못되는 경우에는 직장에 구멍을 낼 우려도 있었다. 지금은 간단한 시술로 생각하기 쉽지만, 예전에는 목숨을 잃을 수도 있는 큰 수술이었다. 그래서 많은 사람들이 약으로 돌을 녹이는 방법이 없을까 연구를 했지만 별 성과가 없었다. 수술을 하지 않고 돌을 제거하는 방법은 오래 전부터 여러 사람이 주장을 했는데 예를 들자면 19세기 말에 영국 정부가 먹는 약으로 결석을 녹일 수 있다는 조안나 스티븐스(Joanna Stephens)라는 여성 사기꾼의 말을 믿고 비밀 처방을 공개하는 조건으로 5,000 파운드를 지급하는 웃지 못 할 일도 벌어졌다. 나중에 밝혀진 이 특효약의 성분은 달걀껍데기와 달팽이, 그리고 비누를 적당히 섞은 것이었다. 물론 전혀 효과가 없었다.

3. 시비알은 의과 대학 학생 때에 읽은 그루이투이젠의 논문을 참고로 기구를 만들었다.

4. 비슷한 시기에 이런 장치를 만들어 결석을 잘게 부수어 배출한다는 생각을 한 사람들이 몇 명 더 있었지만, 시비알이 간발의 차이로 먼저 성공했기 때문에 이 비수술적 결석 치료법 발명의 공로는 그에게 돌아가게 되었다. 그렇지만 이런 치료법이 나타나게 된 배경에는 가늘지만 돌을 부술 수 있을 만큼 강한 금속제 집게를 만드는 기술의 발전이 있었기 때문이기도 했다. 그런 점에서 현대 의학의 발전은 화학이나 공학과 같은 과학 발전의 은혜를 입은 부분이 컸다고 말할 수 있다.

5. 결석으로 고통을 받은 유명한 환자 중에는 종교 개혁을 시작한 마르틴 루터, 프랑스의 나폴레옹 3세(Charles Louis Napoléon Bonaparte, 1808~1873년)가 있다. 루터는 마차를 타고 가는 중 결석이 저절로 요도를 통과해 빠져 나왔기에 목숨을 건졌으나, 나폴레옹 3세는 8년 동안이나 방광 결석을 앓으면서 수술을 거부하다 보불 전쟁에 진 후 망명한 영국에서 수술을 받고 3일 후에 사망했다.

65장 '정신 분석의 아버지'의 숨겨진 업적

1. 1846년에 미국의 치과 의사였던 윌리엄 모턴이 에테르를 사용한 전신 마취를 개발한 후 곧 더 안정적인 마취제로 클로로포름이 개발되었지만, 안전성에 약간 문제가 있었다. 한편 아직 국소 마취라는 개념은 없어서 규모가 작은 수술의 경우에는 전신 마취를 하거나 혹은 여전히 통증을 참으면서 그냥 수술을 하는 시기가 수십 년 지속되었다. 코카인은 1532년 프란시스코 피사로(Francisco Pizarro, 1475?~1541년)가 페루를 점령했을

당시, 원주민이 코카 잎을 씹다 그 수액을 삼키는 것을 보고 유럽에 소개한 것이 시초였다. 19세기 중반 코카 잎은 류머티즘이나 협심증의 치료에 좋다거나 매독이나 백일해에 좋다고 팔리기도 했으나 별 효과를 보지 못하던 그런 약물이었다.

2. 그래서 국소 마취 발명이라는 업적은 콜러에게 넘어가게 되는 것이다.

참고 문헌

1장 왕의 병, 병의 왕

Muller, Mathias M., ed. "Purine metabolism in Man II". *Advances in Experimental Medicine and Biology* 1977, pp 1-12.

2장 역병이 몰고 온 바람

Cantor, Norman F. *In the Wake of the Plaque: The Black Death and The World It Made*, Fre Press/Simon and Schuster, Inc. (2001).

Cartwright, Frederick F. *Disease and History*, Crowell (1972).

3장 빨리 떠나, 멀리 가서, 늦게 돌아오라

Cantor, Norman F. *In the Wake of the Plaque: The Black Death and The World It Made*, Fre Press/Simon and Schuster, Inc. (2001).

Hansen, Willy and Jean Freney. *Des Bacteries et Des Hommes*, Chuokoron-Shinsha, Inc.: Japanese Edition (Toulouse 2004).

Jonsen, Albert R. *A Short History of Medical Ethics*. Oxford Univ Press (2000).

4장 역사를 바꾼 치질

Dible, James H. *Napoleon's Surgeon*, William Heinemann (1970).

5장 마르틴 루터의 두 번째 기적

Gordon, Richard. *The Alarming History of Famous and Difficult Patients*, Curtis Brown Group Ltd. (1997).

Nichols, Stephen. *Martin Luther's Death and Legacy*, Ligonier Ministries, Inc. (2016).

Wilkinson, J. "The medical history of Martin Luther", *Proc R Coll Physicians Edinb* 26: 115-134 (1996).

https://www.ligonier.org/blog/martin-luthers-death-and-legacy/

6장 프랭클린과 통풍의 대화

Finger, Stanley and Ian S. Hagemann. "Benjamin Franklin's risk factors for gout and stones: from genes and diet to possible lead poisoning". *Proceedings of the American Philosophical Society* Vol. 152, No.2, (Jun 2008).

Gensel, Lisa. "The medical world of Benjamin Franklin", *Journal of the Royal Society of Medicine* 98: 534-538 (2005).

7장 자살인가? 전염병인가?

Brown, David. *Tchaikovsky: The Man and His Music*, Pegasus Books (1979, renewed 2007).

Lujan, Nestor. *Genius and Disease*(天才と病氣), Nikkei BP press (2002).

8장 거장의 머리카락 속 비밀

Mackowiak, Philip A. *Post Mortem: Solving History's Great Medical Mysteries*, American College of Physicians (2007).

9장 나폴레옹에게 불가능했던 것

Dale, Philip Marshall. *Medical Biographies: The Ailments of Thirty-three Famous Persons*, Univ of Oklahoma Press (1952).

Gordon, Richard. *The Alarming History of Famous and Difficult Patients*, Curtis Brown Group Ltd. (1997).

Lujan, Nestor. *Genius and Disease*(天才と病氣), Nikkei BP press (2002).

10장 나폴리 병, 폴란드 병, 프랑스 병

Cartwright, Frederick F. *Disease and History*, Crowell (1972).

Kennedy, Michael T. *A Brief History of Disease, Science and Medicine*, Asklepiad Press (2003).

11장 죽음을 뿌리는 자

Ehrenreich, Barbara and Deirdre English. *Witches, Midwives, and Nurses. Complains and Disorders*, Hosei Univ Press: Japanese translation (1996).

Fenster, Julie M. *Mavericks, Miracles, and Medicine*, Carroll and Graf Publishers (New York 2003).

Gordon, Richard. *Great Medical Disasters*, Curtis Brown Group Ltd. (1983).

12장 크리스마스의 인체 실험

Altman, Lawrence K. *Who Goes First?*, Univ of California Press (1998).

Dack, G. M. et al. "An outbreak of food poisoning proved to be due to a yellow hemolytic staphylococcus", *Journal of Preventive Medicine* 4: 167–175 (1930).

13장 가장 큰 피해자는 누구인가?

Altman, Lawrence K. *Who Goes First?*, Univ of California Press (1998).

Eisenberg, M. S. et al. "Staphylcoccal food poisoning aboard a commercial aircraft", *Lancet* 2: 595–599 (1975).

14장 헬리코박터를 마신 사나이

ABC Science (Web site) 2003. "The helicobacter story". The Science Show. Broadcast 2/15/03, Transcript accessed 1/04 at www.vianet.net.au

Atwood, K. C. "The Politics (and bad science) of alternative medicine". *Skeptical Inquirer* 2004; 28: 60-61 (Jan/Feb).

Marshall, B. J. "Hellicobacter pylori in peptic ulcer: have Koch's postulates been fulfilled?", *Annals of Medicine* 27(5): 564-568 (Oct 1995).

Marshall, B. J., J. A. Armstrong, D. B. McGechie and R. J. Glancy. "Attempt to fulfill Koch's postulates for pyloric campylobacter". *Medical Journal of Australia* 142(8): 436-439 (15 Apr 1985).

Warren, J. R. and B. J. Marshall. "Unidenfied curved bacilli on gastric epithelium in active chronic gastritis". *Lancet* 1(8336): 1273-1275 (4 Jun 1983).

15장 죽음의 치과 의사

Pence, Gregory E. *Classic Cases in Medical Ethics: Accounts of Cases That Have Shaped Medical Ethics, with Philosophical, Legal, and Historical Backgrounds*, McGraw-Hill Humanities/Social Sciences/Languages; 4th Edition. (2004).

16장 잘 마시면 약이 된다?

Sournia, Jean-Charles. *Historie De L'Alcoolisme*, Hosei Univ Press: Japanese translation (1996).

Straus, Eugine W. and Alex Straus. *Medical Marvels: The 100 Greatest Advances in Medicine*, Prometheus Books (2006).

17장 고대 로마의 만병통치약

Gonzalez-Crussi, Frank. *A Short History of Medicine*, Random House (2007).

Griffin, J. P. "Venetian treacle and the foundation of medicines regulation", *Br J Clin Pharmacol* 58:3, 317-325 (2004).

18장 다이아몬드보다 비쌌던 돌

Belofsky, Nathan. *Strange Medicine*, Penguin Group USA (2013).

Haggard, Howard W. *The Doctor in History*, Yale Univ Press (1934).

Youngson, Robert M. *Medical Curiosities*, Robinson Publishing Ltd. (1997).

19장 19세기 파티의 필수품

Fenster, Julie M. *Ether Day*, HarperCollins Publishers, Inc. (2001).

Nuland, Sherwin B. *Doctors: The Biography of Medicine*, Knopf (New York 1988).

Wolfe, Richard J. *Robert C. Hinckley and the Recreation of The First Operation Under Ether*, The Boston Medical Library in the Francis A. Countway Library of Medicine (Massachusetts 1993).

20장 약인 줄 알았더니

Courtwright, David T. *Dark Paradise: A History of Opiate Addiction in America Before 1940*, Harvard Univ Press (1982).

https://casapalmera.com/blog/the-history-of-illegal-drugs-in-america

21장 술도 마시고, 말라리아도 예방하고

Gonzalez-Crussi, Frank. *A Short History of Medicine*, Random House (2007).

Hamada, Atsuo. 疫病は 警告する, Yosensha (2004).

Sournia, Jean-Charles. *Historie De L'Alcoolisme*, Hosei Univ Press: Japanese translation (1996).

22장 독가스로 암을 고친다?

Le Fanu, James. *The Rise and Fall of Modern Medicine*, Carroll and Graf Publishers (New York 2002).

Rosenthal, Eric T. "The Rhoads not given: the tainting of the Cornelius P. Rhoads memorial award", *Oncology Times* vol 25 Issue 17 pp.19-20, (10 Sep 2003).

Starr, Douglas. "Revisiting a 1930s scandal: AACR to rename a prize". *Science* 300(5619): 573-574.

23장 노벨상 수상자의 이상한 믿음

Collins, Harry and Trevor Pinch. *Dr. Golem: How to Think about Medicine*. The Univ of Chicago Press (2005).

Stone, Irwin. *The Healing Factor: Vitamin C against Disease*. (1972).

24장 인류 최고의 발명품

Gordon, Richard. *Great Medical Disasters*, Curtis Brown Group Ltd. (1983).

Willy, Hansen and Jean Freney. *Des Bacteries et Des Hommes*, Chuokoron-Shinsha, Inc.: Japanese edition (Toulouse 2004).

Youssef, H. "The history of the condom." *J R Soc Med*. Apr; 86(4): 226-228 (1993).

25장 젊어지는 방법을 찾아서

Brock, Pope. *Charlatan: America's Most Dangerous Huckster, The Man Who Pursued Him, and The Age of Flimflam*, Crown Publishing (2008).

Brown-Séquard, C. E. "The effects produced on man by subcutaneous injection of a liquid obtained from the testicles of animals". *Lancet* 137: 105-107 (1889).

Bynum, W. F. The Times Higher Education Supplement: Dig for gland of hope and glory; Books;History of science. Section: Features; Page 29, June 30, 2006.

Sengoopta, Chandak. "Rejuvenation and the prolongation of life: science or quackery?", *Perspectives in Biology and Medicine* 37:(1) (Sep 1993).

26장 아기에게 우유를 먹이기까지

Ackerknecht, Erwin H. *A Short History of Medicine*, The Johns Hopkins University Press (1982).

Shryock, Richard H. *The Development of Modern Medicine*, Hafner (1969).

27장 신약 안전 검사가 생겨나기까지

Hager, Thomas. (Japanese translation by Tsutomu Kobayashi), *The Demon Under The Microscope: From Battlefield Hospitals to Nazi Labs, One Doctor's Heroic Search for the World's First Miracle Drug*. (2006, renewed by Chuokoron-Shinsha, Inc., 2013).

28장 전쟁과 헛소문이 낳은 기적의 약

Le Fanu, James. *The Rise and Fall of Modern Medicine*, Carroll and Graf Publishers (New York 2002).

Simoni, R. D., R. L. Hill and M. Vaughan. "The isolation of thyroxin and cortisone: the work of Edward C. Kendall". *J. Biol. Chem*. 277(21), (2002).

Slocumb, C. H. "Philip Showalter Hench 1896-1965 in memoriam". *Arthritis & Rheumatism* 8(4): 573-576 (1965)

https://www.nobelprize.org/prizes/medicine/1950

29장 쥐와 전기 충격과 종소리

Healy, David. *Psychopharmacology*, Oxford Press (2002).

Kurland, A. A. "Chloropromazine in the treatment of schizophrenia", *Journal of Nervous and Mental Disease*, 121:321 (1955).

Le Fanu, James. *The Rise and Fall of Modern Medicine*, Carroll and Graf Publishers (New York 2002).

Straus, Eugine W. and Alex Straus. *Medical Marvels: The 100 Greatest Advances in Medicine*, Prometheus Books (2006).

30장 전사이자 수도사이자 의사

Fisher, Josef E. "On the uniqueness of surgery", *The American Journal of Surgery* 189, 259-263 (2005).

Hume, Edgar Erskine. *The Medical Work of the Knights Hospitallers of St. John and the Hospitals of the West*, Johns Hopkins University Press (1940).

Jonsen, Albert R. *A Short History of Medical Ethics*. Oxford Univ Press (2000).

Mairav, Zonszein. "Mideast's largest crusader-era hospital unveiled", *National Geographic Society* (5 Aug 2013, Retrieved 24 Dec 2017).

Miller, Timothy. "The knights of St. John and the hospitals of the west", *Speculum* 53: 709-733 (1978).

Riley-Smith, Jonathan. *The Knights of Saint John in Jerusalem and Cyprus*, Macmillan Company (New York 1976).

Seward, Desmond. *The Monks of War*, Penguin Books (London 1972).

Shire, H. J. A. *The Knights of Malta*, Yale University Press (New Haven 1994).

"Moeller, Charles. "Hospitallers of St. John of jerusalem". *The Catholic Encyclopedia*. Vol. 7. New York: Robert Appleton Company". Newadvent.org. 1910-06-01. Retrieved 2014-03-02.

시오노 나나미, 『십자군 이야기』, (김석희 옮김, 문학동네, 2011년).

31장 천재의 잊혀진 업적

Freud, Sigmund. *Leonardo Da Vinci and a Memory of His Childhood*, Norton (1964).

Nicholl, Charles. *Leonardo Da Vinci: The Flights of the Mind*, Allen Line (2004).

32장 예지 능력을 가진 의사

McCann, Lee. *Nostradamus: The Man Who Saw Through Time*, Farrar, Straus and Giroux: Reprint edition (1982).

Wilson, Ian. *Nostradamus: The Man Behind the Prophecies*, St. Martin's Press (2014).

https://en.wikipedia.org/wiki/Nostradamus

33장 경험과 미신과 이론 사이에서

Altman, Lawrence K. *Who Goes First?*, Univ of California Press (1998).

Drummond, J. C. and A. Wilbraham. "William Stark, M.D. an eighteenth century experiment in nutrition", *Lancet* 2: 459-462 (1935).

34장 "이 녀석이 집으로 돌아갔으면 좋겠군."

Bishop, William J. *The Early History of Surgery*, Barnes & Noble Books (1995).

Ellis, Harold. *Operations That Made History*, Greenwich Medical Media (1996).

https://en.wikipedia.org/wiki/Astley_Cooper

35장 제임스 배리의 정체

Gonzalez-Crussi, Frank. *A Short History of Medicine*, Random House (2007).

Strathern, Paul. *A Brief History of Medicine from Hipocrates to Gene Therapy*, Constable and Robinson Ltd. (2005).

http://www.sciencemuseum.org.uk/broughttolife/people/jamesbarry.aspx

36장 각기병을 막아 낸 '보리밥 남작'

Alexander, Bay. *Beriberi in Modern Japan: The Making of a National Disease*, Univ Rochester Press (2012).

Carpenter, Kenneth J. *Beriberi, White Rice and Vitamin B*, Univ of California Press.

Matsuda, Makoto. *The Man Who Eradicated Beriberi*, Kodansha: Japanese translation (1990).

37장 음악을 사랑했던 외과의

Absolon, Karl B. *The Surgeon's Surgeon, Theodor Billroth*, Coronado Press (1981).

Kennedy, Michael T. *A Brief History of Disease, Science and Medicine*, Asklepiad Press (2003).

Nuland, Sherwin B. *Doctors: The Biography of Medicine*, Knopf (New York 1988).

Sigerist, Henry E. *The Great Doctors: A Biographical History of Medicine*, Dover Publications, Inc. (New York 1933, renewed 1971).

Simmons, John Galbraith. *Doctors and Discoveries: Lives That Created Today's Medicine from Hippocrates to the Present*, Houghton Mifflin Company (2002).

38장 콧물이나 만들어 내는 줄 알았더니

Benton, A. "Hemispheric dominence before Broca", *Neuropsychologia* 22(6): 807–811 (1984).

Buckingham, H. W. "The Marc Dax(1770–1837)/Paul Broca(1824–1880) controversy over priority in science: left hemisphere specificity for seat of articulate language and for lesions that cause aphemia", *Clin Linguist Phon* 20(7–8): 613–619 (Sept–Oct 2006).

Finger, S. and D. Roe. "Gustave Dax and the early history of cerebral dominence", *Arch Neurol* 53(8): 806–013 (Aug 1996).

Gall, Franz J. "Schreiben űber seinen bereits geendigten prodromus űber die Thiere an Herrn Jos. Fr. von Retzer", *Der neue Teutsche Merkur vom Jahre* 3(12), p. 311–332 (Dec 1798).

Tomlinson, Stephen. *Head Masters: Phrenology, Secular Educayion, and Nineteenth-Century Social Thought*, The Univ of Alabama Press (2005).

39장 현미경이 안겨 준 행복과 불행

Nuland, Sherwin B. *Doctors: The Biography of Medicine*, Knopf (New York 1988).

Porter, Roy. *The Greatest Benefit to Mankind*, HarperCollins (1998).

Sigerist, Henry E. *The Great Doctors: A Biographical History of Medicine*, Dover Publications, Inc. (New York 1933, renewed 1971).

Simmons, John Galbraith. *Doctors and Discoveries: Lives That Created Today's Medicine from Hippocrates to the Present*, Houghton Mifflin Company (2002).

40장 세균학 창시자의 쓸쓸했던 말년

Simmons, John Galbraith. *Doctors and Discoveries: Lives That Created Today's Medicine from Hippocrates to the Present*, Houghton Mifflin Company (2002).

41장 혈관 수술법을 개척한 청년 의사

Carrel, A. and Charles C. Guthrie. "Successful transplantations of both kidneys from dog into a bitch with removal of both normal kidneys from the latter", *Science* 23:394–395 (1906).

Hollingham, Richard. *Blood and Guts: A History of Surgery*, Thomas Dunne Books, St Martin's Press (New York 2009).

Simmons, John Galbraith. *Doctors and Discoveries: Lives That Created Today's Medicine from Hippocrates to the Present*, Houghton Mifflin Company (2002).

42장 미국 의학 교육의 선구자

Flexner, Abraham. *Medical Education in the United States and Canada*, Carnegie Foundation (New York 1910).

Ludmerer, Kenneth M. *Learning to Heal: the Development of American Medical Education*, Johns Hopkins University Press (1996).

Simmons, John Galbraith. *Doctors and Discoveries: Lives That Created Today's Medicine from Hippocrates to the Present*, Houghton Mifflin Company (2002).

43장 펠라그라 사냥

Altman, Lawrence K. *Who Goes First?*, Univ of California Press (1998).

Goldberger, J., C. H. Waring and W. F. Tanner. "Pellagra prevention by diet among institutional inmates", *Public Health Reports* 38: 2361–2368 (1923).

Goldberger, J. and J. F. Schamberg. "Epidemic of an urticarioid dermatitis due to a small mite (pediculoides ventricosus) in the straw of mattresses", *Public Health Reports*, 24: 973–975 (1909).

Goldberger, M. "Doctor Joseph Goldberger, his wife's recollections", *Journal of the American Dietetic Association*, 32: 724–727 (1956).

44장 위대한 외과의? 마약 중독자?

Kennedy, Michael T. *A Brief History of Disease, Science and Medicine*, Asklepiad Press (2003).

Nuland, Sherwin B. *Doctors: The Biography of Medicine*, Knopf (New York 1988).

45장 콘플레이크로 성욕 억제하기

Jameson, Eric. *The Natural History of Quackery*, Michael Joseph Ltd. (London 1961).

Wilson, Brian C. *Dr. John Harvey Kellogg and the Religion of Biologic Living*, Indiana University Press (2014).

http://www.museumofquackery.com/amquacks/kellogg.htm

46장 누가 발견했나?

Banting, F. G., C. H. Best, J. B. Collip, W. R. Campbell and A. A. Fletcher. "Pancreatic extracts in the treatment of diabetes mellitus", *Canadian Medical Association Journal*, 2: 141-146 (1921).

Bliss, Michael. *The Discovery of Insulin*, MacMillan Press (1982).

Clendening, Logan. *Behind the Doctor*, Alfred A. Knopf, Inc. (1933).

Ninomiya, Likuo. *Insulin Story*, Ishiyaku Publishers, Inc. (Japan 2002).

Simmons, John Galbraith. *Doctors and Discoveries: Lives That Created Today's Medicine from Hippocrates to the Present*, Houghton Mifflin Company (2002).

47장 '세기의 담판'과 대통령의 고혈압

Crispell, K. R. and C. Gomez. "What if? a chronicle of F. D. Roosevelt's failing health". *J. Med. Biog.*, 1:95~101 (1993).

Gordon, Richard. *The Alarming History of Famous and Difficult Patients*, Curtis Brown Group Ltd. (1997).

48장 내시경을 만든 물리학자

Berci, G. "Professor Harold H. Hopkins", *Surgical Endoscopy* 9(6) (1995).

Engel, Rainer. "Development of the modern cystoscope: an illustrated history of medscape", *Urology* (24 Oct 2007, Retrieved 29 Jul 2010).

Le Fanu, James. *The Rise and Fall of Modern Medicine*, Carroll and Graf Publishers (New York 2002).

49장 알렉산더 플레밍의 운수 좋은 날

Fleming, Alexander. "Onthe antibacterial action of cultures of penicillium, with special Reference to their use in silation of H influenza", *British Journal of Experimental Pathology* 10:226 (1929).

Friedman, Meyer and Gerald W. Friedland. *Medicine's 10 Greatest Discoveries*, Yale Univ Press (1998).

Kennedy, Michael T. *A Brief History of Disease, Science and Medicine*, Asklepiad Press (2003).

Le Fanu, James. *The Rise and Fall of Modern Medicine*, Carroll and Graf Publishers (New York 2002).

Wootton, David. *Bad Medicine: Doctors Doing Harm Since Hippocrates?*, Oxford Press (2006).

50장 떠버리 플레밍과 겸손한 플로리

Friedman, Meyer and Gerald W. Friedland. *Medicine's 10 Greatest Discoveries*, Yale Univ Press (1998).

Kennedy, Michael T. *A Brief History of Disease, Science and Medicine*, Asklepiad Press (2003).

Le Fanu, James. *The Rise and Fall of Modern Medicine*, Carroll and Graf Publishers (New York 2002).

Wootton, David. *Bad Medicine: Doctors Doing Harm Since Hippocrates?*, Oxford Press (2006).

51장 촌지가 불러온 나비 효과

Bishop, William J. *The Early History of Surgery*, Barnes & Noble Books (1995).

Gonzalez-Crussi, Frank. *A Short History of Medicine*, Random House (2007).

Jonsen, Albert R. *A Short History of Medical Ethics*. Oxford Univ Press (2000).

52장 "병을 고치지 못하면 100배로 배상합니다."

Gonzalez-Crussi, Frank. *A Short History of Medicine*, Random House (2007).

Jonsen, Albert R. *A Short History of Medical Ethics*. Oxford Univ Press (2000).

53장 수은에서 살바르산까지

Jonsen, Albert R. *A Short History of Medical Ethics*. Oxford Univ Press (2000).

Willy, Hansen and Jean Freney. *Des Bacteries et Des Hommes*, Chuokoron-Shinsha, Inc.: Japanese edition (Toulouse 2004).

54장 미신과 마법과 무지의 시대

Ackerknecht, Erwin H. *A Short History of Medicine*, The Johns Hopkins University Press (1982).

Belofsky, Nathan. *Strange Medicine*, Penguin Group USA (2013).

55장 왕을 살려라!

Belofsky, Nathan. *Strange Medicine*, Penguin Group USA (2013).

Gordon, Richard. *Great Medical Disasters*, Curtis Brown Group Ltd. (1983).

이재담, 『의학의 역사』, (광연재, 2003년).

56장 "프랑스 외과는 항문 샛길에서부터 나왔다."

Bernard, Leon. "Medicine at the court of Louis XIV", europepmc.org/articles/pmc1034724/pdf/medhist00166-0005.pdf, (1962).

Jørum, E. "The sun king's anal fistula", *Tidsskr Nor Laegeforen*. 23; 136(14-15): 1244-1247 (Aug 2016).

Perez, S. "Disease majesty and servitudes: Louis XIV's anal fistula", *Rev Prat*. 20;59(3):439-41 (Mar 2009).

57장 의학 역사상 가장 장수한 인물

Pitskhelauri, G. Z. "William Harvey and the anatomo-pathological dissection he performed on Thomas Parr's corpse (on the occasion of the 400 years anniversary of W.

Harvey's birth)". *Santé Publique (Bucur)*. 21 (1-2): 141-145. PMID 371041. PubMed.gov. (1978, Retrieved 2017).
https://en.wikipedia.org/wiki/Old_Tom_Parr
https://strangeremains.com/2018/01/02/dissecting-the-true-age-of-old-tom-parr

58장 칸트의 시간 엄수

Dale, Philip Marshall. *Medical Biographies: The Ailments of Thirty-three Famous Persons*, Univ of Oklahoma Press (1952).

59장 18세기 영국의 의약 분쟁

Jonsen, Albert R. *A Short History of Medical Ethics*. Oxford Univ Press (2000).
Porter, Roy. *The Greatest Benefit to Mankind*, HarperCollins (1998).
Shryock, Richard H. *The Development of Modern Medicine*, Hafner (1969).

60장 송아지의 피를 넣으면 순해진다

Bishop, William J. *The Early History of Surgery*, Barnes & Noble Books (1995).
M. Whitten Wise and Patrick O'Leary, "The origins of Blood Transfusion: Early History", *The American Surgeon*, 68:98-100 (2002).
Starr, Douglas. *Blood: An Epic History of Medicine and Commerce*, Alfred A. knopf, Inc. (1998).

61장 전쟁에 져서 발전한 의학

Ackerknecht, Erwin H. *Medicine at the Paris Hospital, 1794-1848*, The Johns Hopkins Univ Press (1967).
Hellman, Hal. *Great Feuds in Medicine*, John Wiley and Sons, Inc. (2001).
Nuland, Sherwin B. *Doctors: The Biography of Medicine*, Knopf (New York 1988).

62장 마취제와 일확천금의 꿈

Fenster, Julie M. *Ether Day*, HarperCollins Publishers, Inc. (2001).

Friedman, Meyer and Gerald W. Friedland. *Medicine's 10 Greatest Discoveries*, Yale Univ Press (1998).

Keys, T. E. *The History of Surgical Anesthesia*, Schumans (New York 1945).

Long, C. W. "Account of the first use of sulfuric ether by inhalation as an anesthesia in surgical operations", *Southern Medical and Surgical Journal* 5: 705-713 (1849).

Nuland, Sherwin B. *Doctors: The Biography of Medicine*, Knopf (New York 1988).

Wolfe, Richard J. *Robert C. Hinckley and the Recreation of The First Operation Under Ether*, The Boston Medical Library in the Francis A. Countway Library of Medicine (Massachusetts 1993).

63장 크리스마스 날 아침의 공포

Ellis, Harold. *Operations That Made History*, Greenwich Medical Media (1996).

McDowell, Ephraim. "Three cases of extirpation of diseased ovaria", *Electric Repertory Anal Rev* (7): 242-244.

Rutkow, Ira M. "Ephraim McDowell and the world's first successful ovariotomy", *Arch Surg*, 134(8): 902 (1999).

Schachner, August *Ephraim McDowell, Father of ovariotomy and founder of abdominal surgery*, with an appendix on Jane Todd Crawford, J. B. Lippincott company, (Philadelphia 1921).

64장 "돌팔이들이나 하는 것이므로 나는 하지 않겠노라."

Jameson, Eric. *The Natural History of Quackery*, Micheal Joseph Ltd. (London 1961).

Thorwald, Jűrgen. *Das Weltreich der Chirurgen*, Steingrűben Verlag Stuttgart (1957).

Youngson, Robert M. *Medical Curiosities*, Robinson Publishing Ltd (1997).

65장 '정신 분석의 아버지'의 숨겨진 업적

Altman, Lawrence K. *Who Goes First?*, Univ of California Press (1998).

Thorwald, Jűrgen. *Das Weltreich der Chirurgen*, Steingrűben Verlag Stuttgart (1957).

66장 아름다운 변화를 당신에게

Haiken, Elisabeth. *Venus Envy: A History of Cosmetic Surgery*, The Johns Hopkins Univ Press (1997).

McDowell, F. *The Source Book of Plastic Surgery*, Williams and Wilkins (Baltimore 1977).

67장 피부 조각과 맞바꾼 목숨

GIVES HIS LEG, GIRL SAVED.; Cripple's Sacrifice for Ethel Smith, Terribly Burned, Is Effective. Special to The New York Times. (Sept. 30, 1912).

Hamilton, David. *A History of Organ Transplantation: Ancient Legends to Modern Practice*, Univ of Pittsburgh Press (2012).

68장 미숙아를 구경하세요

Baker, Jeffrey P. MD, PhD. "Historical perspective – the incubator and the medical discovery of the premature infant". *Journal of Perinatology* 2000; 5:321–328.

Mazurak, Magdalena and Malgorzata Czyzewska. "Incubator doctor and the dionne quintuplets: on the phenomenon of exhibiting premature Infants". *Dent. Med. Probl.* 43, 2, 313–316 (2006).

69장 잘못 준 노벨상

Norrby, Erling, *Nobel Prizes and Life Sciences*. World Scientific Publishing Co. (Singapore 2010).

Stolley, P. D. and T. Lasky. "Johannes Fibiger and his nobel prize for the hypothesis that a worm causes stomach cancer", *Ann Intern Med*, 16 (9): 765–769 (1992).

Yamagiwa, K. and K. Ichikawa. "Experimental study of the pathogenesis of carcinoma",

The Journal of Cancer Research. 3 (1): 1–29 (1918).

70장 처칠 수상을 구한 약은?

Gordon, Richard. *The Alarming History of Famous and Difficult Patients*, Curtis Brown Group Ltd. (1997).

Hager, Thomas. (Japanese translation by Tsutomu Kobayashi), *The Demon Under The Microscope: From Battlefield Hospitals to Nazi Labs, One Doctor's Heroic Search for the World's First Miracle Drug* (2006, renewed by Chuokoron-Shinsha Inc. 2013)

Moran, Lord. *Winston Churchill*, Constable (London 1966).

71장 대통령이 암에 걸렸을 때

Algeo, Matthew. *The President is a Sick Man*, Chicago Review Press (2011).

Patterson, James T. *The Dread Disease: Cancer and Modern American Culture*, Harvard Univ Press (1987).

72장 바이러스 도둑

Crewdson, John. *Science Fiction: A Scientific Mystery, a Massive Cover-up, and the Dark Legacy of Robert Gallo*, Little Brown and Co. (2002)

Hamada, Atsuo. 疫病は 警告する, Yosensha (2004).

Hellman, Hal. *Great Feuds in Medicine*, John Wiley and Sons, Inc. (2001).

Toshio, Kuroki. 研究不正, Chuokoron-Shinsha, Inc. (2016).

도판 저작권

70쪽 shutterstock

87쪽 Attribution: Livrustkammaren (The Royal Armoury) / Erik Lernestål(Attribution-ShareAlike 3.0 (CC BY-SA 3.0))

195쪽 Attribution: Thomas Fisher Rare Book Library(Attribution 2.0 Generic (CC BY 2.0)

20, 25, 33, 77, 91, 108, 115, 130, 147, 150, 164, 187, 211, 220, 224, 229, 237, 247, 251, 278쪽 Wellcome Images(Attribution 4.0 International (CC BY 4.0))

찾아보기

ㅇ

ㅎ

이재담의 에피소드 의학사 ❸

이상한 의학사

1판 1쇄 찍음 2020년 6월 15일
1판 2쇄 펴냄 2022년 5월 31일

지은이 이재담
펴낸이 박상준
펴낸곳 ㈜사이언스북스

출판등록 1997. 3. 24.(제16-1444호)
(06027) 서울특별시 강남구 도산대로1길 62
대표전화 515-2000, 팩시밀리 515-2007
편집부 517-4263, 팩시밀리 514-2329
www.sciencebooks.co.kr

ISBN 979-11-90403-15-3 04510
979-11-90403-12-2 전3권